爱心帖
专家提示

  肺结核病治疗时间较长，即使是短程化疗也需要6个月以上时间，什么时候停药应由结核病专科医生根据病情、胸片、痰菌检查结果而定。经过1~3个月的治疗后，结核病的症状可部分减轻或全部消失，此时千万不可认为病已治好而自行停药。若出现恶心呕吐、食欲减退、肝区不适、耳鸣、视觉异常等药物不良反应，也不能自行停药，应及时告知医生做相应的处理。治疗期间应定期到结核病专科医院门诊查痰、胸片和肝功能等检查。

  肺结核病是一种消耗性疾病，应适当增加营养，多食用动、植物蛋白与富含维生素的蔬菜、水果等，禁忌烟酒。此外，肺结核病人应注意休息，避免重体力劳动，预防感冒。

  总之，只要在结核病专科医生的指导下，坚持规律合理用药，大多数肺结核疾病是可以治愈的。

《专家诊治肺结核病》

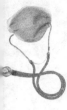

挂号费丛书 **升级版**

| 姓名 | 性别 | 年龄 | 就诊卡号 |

专家诊治
肺结核病

| 科别 呼吸科 | 日期 | 费别 |

唐神结　主编

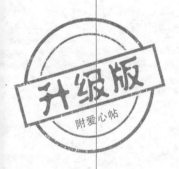

升级版

附爱心帖

| 药价 |

上海科学技术文献出版社

图书在版编目（CIP）数据

专家诊治肺结核病 / 唐神结主编 . —上海：上海科学技术文献出版社，2012.3
ISBN 978-7-5439-5177-8

Ⅰ . ①专… Ⅱ . ①唐… Ⅲ . ①肺结核—诊疗 Ⅳ . ① R521

中国版本图书馆 CIP 数据核字（2011）275602 号

责任编辑：胡德仁　张军
美术编辑：徐　利

专家诊治肺结核病
唐神结　主编
＊
上海科学技术文献出版社出版发行
（上海市长乐路 746 号　邮政编码 200040）
全国新华书店经销
常熟市人民印刷厂印刷
＊
开本 850×1168　1/32　印张 6.875　字数 154 000
2012 年 3 月第 1 版　2013 年 10 月第 2 次印刷
ISBN 978-7-5439-5177-8
定价 :15.00 元
http://www.sstlp.com

随着人们物质文化生活水平的提高，一旦生了病，就不再满足于"看病拿药"了。病人希望了解自己的病是怎么得的？怎么诊断？怎么治疗？怎么预防？当然这也和疾病谱的变化有关。过去，患了大叶性肺炎，打几针青霉素，病就好了。患了夜盲症，吃些鱼肝油丸，也就没事了。至于怎么诊断、治疗，怎么预防，人们并不十分关心。因为病好了，没事了，事过境迁，还管它干嘛呢？可是现代的病不同了，许多的病需要长期治疗，有的甚至需要终生治疗。许多病不只需要打针服药，还需饮食治疗、心理调适。这样，人们自然就需要了解这些疾病的相关知识了。

到哪里去了解？当然应该问医生。可是医生太忙，有时一个上午要看四五十位病人，每看一位病人也就那么五六分钟，哪有时间去和病人充分交谈。病人有困惑而不解，自然对医疗服务不满意，甚至对医嘱的顺从性就差，事实上便影响了疗效。

病人及其家属有了解疾病如何防治的需求，而门诊的医生爱莫能助。这个矛盾如何解决？于是提倡普及医学科学知识，报刊、杂志、广播、电视都常有些介绍，对一般群众增加些防病、治病的知识，当然甚好，但对于患了某病的病人或病人的家属而言，就显得不够了，因为他们有很多很多的问题要问。把与某一疾病相关的知识汇集成册，是一个好主意,病人或家属一册在手,犹如请来了一位家庭医生,随时可以请教。

上海科学技术文献出版社有鉴于此,新出一套"挂号费丛书"。每册之售价约为市级医院普通门诊之挂号费,故以名之。"挂号费丛书"尽选常见病、多发病,聘请相关专家编写该病的来龙去脉、诊断、治疗、护理、预防……凡病人或家属可能之疑问,悉数详尽解述。每册 10 余万字,包括数百条目,或以问诊方式,一问一答,十分明确;或分章节段落,一事一叙一目了然。而且作者皆是各科专家,病人或家属所需了解之事他们自然十分清楚,所以选题撰稿,必定切合需要。而出版社方面则亦在字体、版式上努力,使之更能适应各阶层、各年龄之读者需要。

所谓珠联璧合,从内容到形式,"挂号费丛书"确有独到之处。我相信病人或家属读了必能释疑解惑,健康的人读了也必有助于防病强身。故在丛书即将出版之时,缀数语于卷首,或谓之序,其实即是叙述我对此丛书之认识,供读者参考而已。不过相信诸位读后,必谓我之所言不谬。

复旦大学附属中山医院内科学教授

上海市科普作家协会理事长

杨秉辉

结核病是一种古老的疾病。人类与结核病的斗争史已有2 000多年。埃及在发掘古墓时，发现木乃伊有胸椎结核；我国在长沙马王堆汉墓女尸的肺部发现结核钙化灶。过去我国民间长期流传"十痨九死"的说法，它反映了痨病给我国人民在精神和肉体上留下的创伤是十分深重的，到了"谈痨色变"的程度。目前全世界有1/3的人被结核杆菌感染，其中受耐药菌株感染者可能达到5 000万。每年新增的结核病病人数量约800万，死亡约300万，结核病是全世界因传染病而死亡的头号杀手。

针对近年来结核病发病率居高不下、人们的防治知识相对不足的情况，特编写本书，期望从知识层面、应用层面传播结核病防治的科普知识，也试图从思想层面上传播结核病防治的科学精神与科学理念。

全书以结核病的防治为主线，详细介绍了结核病的有关概念、临床症状、诊断治疗、预防控制、政策法规、家庭护理、康复之法等方面的知识。在有限的篇幅内，尽可能多地介绍国内外最新学科进展和有效的结核病防治新理念和方法，在内容的取舍上做到防治兼顾，甚至防大于治，体现预防为主的理念。内容丰富、新颖、全面，既有疾病的发病与防治常识，也有作者长期从事临床工作中的见闻与体会。全书通俗易懂、图文并茂、具体实用，力求"一看就懂，一学就会，一用就灵"，即可供结核病病人及其家属亲友阅读，也可作为基层医生和结核病防治人员的参考。该书信息真实、严谨、科学，作者长期从事结核病的科研、临床和教学工作，本着作为结核病专家对大众健康负责的精神，坚守科普著作的公益性和科学性，全书贯穿着对公众利益的保护和循证医学的原则，披露科学的信息，不仅希望影响人们的认

前言

知,更保证传播内容针对性强、准确无误,不能哗众取宠,不会误导读者。医学科普是向大众传播医学知识的平台,如何把深奥的结核病防治知识有趣味性地传递给百姓,用生动的文笔、贴近普通读者的语言表达内容,做到深入浅出、生动感人,让老百姓易于接受并且能够方便地应用,真正服务于广大民众的阅读需求,也正是作者努力的方向。

但限于我们的学识水平,特别是文字功底,本书作为优秀的结核病防治科普著作尚有一定的差距,恳请读者与专家提出批评与修改意见。

唐神结　朱友生　张忠顺

総 序

前 言

患了肺结核病主要有哪些症状

患了肺结核会有哪些症状 ……………… 002

肺结核病人发热有哪些特点 …………… 004

什么是盗汗 ……………………………… 005

肺结核病人咳嗽、咯痰主要有哪些原因 … 006

肺结核病人咳嗽排痰好吗 ……………… 007

肺结核病人为何会出现胸痛 …………… 007

肺结核病人发生咯血怎么办 …………… 008

患肺结核病会有哪些不典型症状 ……… 009

患肺结核病会有哪些特殊表现 ………… 010

患肺结核病会出现哪些体征 …………… 010

结核病可分为哪几种类型 ……………… 011

原发性肺结核与继发性肺结核有何不同 … 011

患原发性肺结核会有哪些特点 ………… 012

患血行播散性肺结核会有哪些特点 …… 013

患浸润性肺结核会有哪些特点 ………… 014

何谓结核球 ……………………………… 015

何谓干酪性肺炎 ………………………… 016

患慢性纤维空洞性肺结核会有哪些特点 … 017

患结核性胸膜炎会有哪些特点 ………… 018

同样患结核性胸膜炎,为何有些病人会发

生胸痛 ……………………………… 019

什么是初治肺结核 ……………………… 019

什么是复治肺结核 ……………………… 020

什么是涂阳肺结核 ……………………… 020

什么是涂阴肺结核 ……………………… 020

什么是活动性肺结核 …………………… 021

专家诊治 肺结核病

ZHUANJIA ZHENZHI FEIJIEHE BING

目录

什么是先天性结核病 …………………… 021

儿童患结核病会有哪些特点 …………… 022

青年人患肺结核会有哪些特点 ………… 023

老年人患肺结核病会有哪些特点 ……… 024

患支气管结核会有哪些临床表现 ……… 024

患纵膈淋巴结结核会有哪些临床特点 … 025

患颈淋巴结核会有哪些临床表现 ……… 026

哪些情况下需考虑有可能患颈淋巴结结核 … 027

患肠结核会有哪些临床表现 …………… 028

哪些情况需考虑患了肠结核 …………… 029

结核性腹膜炎可分哪些类型 …………… 029

哪些情况下需考虑患了结核性腹膜炎 … 030

患肾结核会有哪些临床特点 …………… 031

患附件结核会有哪些临床特点 ………… 031

患结核性脑膜炎会有哪些临床表现 …… 032

哪些情况下应考虑患了结核性脑膜炎 … 032

患了骨结核会有哪些临床特点 ………… 033

何谓无反应性结核病 …………………… 034

何谓结核免疫反应性疾病 ……………… 036

患了肺结核病需做哪些项目诊断检查

患了肺结核病需进行哪些项目诊断检查 … 040

诊断结核病需经哪些流程 ……………… 040

早期发现肺结核病有什么价值 ………… 041

肺结核病人查痰有何重要性 …………… 041

肺结核查痰有哪些方法 ………………… 042

什么是痰涂片 …………………………… 043

什么是痰结核杆菌培养 ………………… 044

什么是痰菌药敏试验 …………………… 045

哪些病人需要进行痰检 ………………… 045

肺结核病人送检痰标本有哪些要求 ········ 046

怎样看懂痰检报告 ········ 046

反复查痰菌阴性就能排除结核病吗 ········ 047

结核杆菌快速培养技术诊断结核病有哪些

　优缺点 ········ 047

结核病分子生物学诊断有哪些方法 ········ 048

肺结核病人为何要定期检查肝功能 ········ 049

肺结核病人检查红细胞沉降率有何意义 ··· 049

胸部 X 线检查常采用哪些方法 ········ 050

肺结核基本病变的 X 线会有哪些表现 ····· 051

为什么不能单凭 X 线胸片确诊肺结核病 ··· 052

怎样科学解读 X 线片报告 ········ 052

肺结核病人何时需进行胸部 CT 检查 　053

胸部 CT 检查正常能排除肺结核病吗 　054

肺结核病介入诊断有哪些方法 ········ 054

什么是肺结核病的免疫反应 ········ 055

结核抗体对肺结核病诊断有何价值 ········ 056

什么是结核菌素试验 ········ 057

结核菌素试验反应越强是否意味着体内结

　核杆菌越多 ········ 058

肺结核会有哪些基本病理改变 ········ 059

病理结果倾向结核该怎么办 ········ 060

何谓疑似肺结核 ········ 060

肺结核病人应掌握哪些基础医学知识

什么是结核病 ········ 064

为什么说结核病是一个公共卫生问题 ····· 064

为什么说我国是结核病的高负担国家 ····· 066

为什么结核病又死灰复燃 ········ 066

何谓"3·24" ········ 067

结核病是怎样进行传播的 ················ 068

结核杆菌有哪些特性 ·················· 069

吸入了结核杆菌就会感染吗 ·············· 070

结核杆菌感染与发病有何关系 ············· 071

结核病流行主要通过哪些环节 ············· 072

哪些生活习惯与结核病传播有关 ··········· 074

哪些人最易患肺结核病 ················ 075

何谓结核病的原发感染、内源性复发和外

　源性再感染 ···················· 076

肺结核病是怎样发生的 ················ 077

肺结核病会遗传吗 ·················· 077

怎样及早发现肺结核病 ················ 077

患了肺结核病怎样与感冒相鉴别 ··········· 079

患了肺结核病真的很可怕吗 ·············· 080

患了结核病怎么办 ·················· 080

患了肺结核病有特效的"单方"、"秘方"吗

　···························· 082

肺结核病在什么时候传染性最大 ··········· 082

痰结核菌阴性的肺结核就没有传染性吗 ··· 082

怎样防止把结核病传染给他人 ············· 083

怀疑自己患了肺结核怎么办 ·············· 084

怎样向医生叙述病史 ················· 084

体检发现陈旧性肺结核怎么办 ············· 085

肺结核病能预防吗 ·················· 085

肺结核治愈后还会传染吗 ··············· 088

肺结核病能彻底治愈吗 ················ 088

何谓卡介苗 ····················· 089

卡介苗接种对象有哪些 ················ 090

卡介苗接种有哪些要求 ················ 090

哪些人不宜接种卡介苗 ················ 090

专家诊治

ZHUANJIA ZHENZHI

肺结核病

FEIJIEHE BING

目录

接种卡介苗会引起哪些变化和反应 …… 091

接种卡介苗出现异常反应怎么办 …… 091

哪些人需要进行预防性化学治疗 …… 092

肺结核病消毒灭菌工作有哪些特点 …… 093

怎样的肺结核病人需要隔离 …… 095

肺结核病病人隔离有哪些方式 …… 095

肺结核病人家庭应怎样隔离和消毒 …… 096

肺结核病人家属应注意些什么 …… 097

学校和集体生活环境中发现肺结核病人怎

么办 …… 099

我国关于加强学校结核病防治工作有哪些

要求 …… 099

肺结核病人亲友探视时应注意些什么 …… 102

我国将肺结核列为哪类传染病进行管理 … 103

何谓现代结核病控制策略 …… 103

为什么全社会都要重视并参与结核病的

防治 …… 104

我国对肺结核病人诊疗有哪些优惠政策 … 106

我国《结核病防治核心信息（2010 年版）》

有哪些内容 …… 107

肺结核病人为什么必须到结核病诊治定点

机构就诊 …… 109

肺结核病人旅行有哪些规定和要求 …… 111

医生对肺结核病人会进行哪些诊断治疗

患了肺结核病后一般需进行哪些治疗 …… 114

肺结核病防治需经历哪几个阶段 …… 114

何谓肺结核病的化疗 …… 115

肺结核病化疗有哪些原则 …… 115

治疗肺结核病有哪些常用药物 …… 117

肺结核病有哪些杀菌药和抑菌药 …………… 124

何谓短程化疗方案 ………………………… 124

肺结核病为什么要进行两个阶段治疗 …… 125

什么是间歇疗法 …………………………… 125

肺结核病为何要联合用药 ………………… 126

肺结核病为何要顿服法用药 ……………… 127

肺结核病选择化疗方案主要依据是什么 … 127

肺结核病初治菌阳病人有哪些化疗方案 … 128

肺结核病初治涂阴病人有哪些化疗方案 … 129

肺结核病复治涂阳病人有哪些化疗方案 … 130

患肺结核病治疗需要多长时间 …………… 131

患了肺结核病治疗是否用药越多、时间越

　　长效果越好吗 ………………………… 131

何谓痰菌阴转 ……………………………… 132

何谓耐药结核病 …………………………… 132

肺结核病人病情没好转就是耐药结核病吗 … 134

耐药结核病会有哪些危害 ………………… 134

耐药结核病防治有哪些策略 ……………… 135

患了耐药结核病能治愈吗 ………………… 135

什么是耐多药结核病 ……………………… 136

耐多药结核病抗结核药物应怎样分组 …… 137

选择耐多药结核病治疗方案有哪些基本

　　原则 …………………………………… 137

怎样判断结核病的治疗效果 ……………… 139

影响肺结核病化疗效果有哪些因素 ……… 139

肺结核病化疗失败有哪些原因 …………… 140

为什么化疗能使肺结核病人传染性迅速

　　消失 …………………………………… 141

肺结核病人服用抗结核药物应注意些什么

　　…………………………………………… 142

专家诊治

ZHUANJIA ZHENZHI FEIJIEHE BING

肺结核病

目录

肺结核病人服药发生不良反应怎么办 ⋯⋯ 143

病人肝功能损害应用抗结核药物需注意些

什么 ⋯⋯⋯⋯⋯⋯⋯⋯⋯⋯⋯⋯⋯⋯ 144

病人肾功能减退应怎样服用抗结核药物 ⋯ 145

治疗过程中会有哪些药物过敏征象 ⋯⋯⋯ 145

何谓抗结核化疗中的类赫氏反应 ⋯⋯⋯⋯ 146

老年肺结核化疗有哪些原则 ⋯⋯⋯⋯⋯⋯ 147

老年肺结核病人应如何选择化疗方案 ⋯⋯ 148

妊娠对结核病有哪些影响 ⋯⋯⋯⋯⋯⋯⋯ 149

抗结核药物对胎儿会有哪些影响 ⋯⋯⋯⋯ 149

妊娠妇女患肺结核病应怎样处理 ⋯⋯⋯⋯ 150

肺结核病介入治疗有哪些方法 ⋯⋯⋯⋯⋯ 151

肺结核病应怎样采用人工气腹治疗 ⋯⋯⋯ 153

肺结核病免疫治疗有哪些方法 ⋯⋯⋯⋯⋯ 154

哪些肺结核病人需要进行外科手术治疗 ⋯ 156

术后诊断为结核病还需要治疗吗 ⋯⋯⋯⋯ 156

肺结核病应怎样用中医药治疗 ⋯⋯⋯⋯⋯ 156

激素对肺结核病有哪些医疗作用 ⋯⋯⋯⋯ 157

肺结核病使用激素时应注意些什么 ⋯⋯⋯ 157

哪些类型肺结核病人需住院治疗 ⋯⋯⋯⋯ 159

肺结核病人不住院治疗应注意哪些问题 ⋯ 159

病人病情好转了为何还要继续用药 ⋯⋯⋯ 160

肺结核病人为什么要定期复查 ⋯⋯⋯⋯⋯ 161

怎样判断病人病情是好转还是加重 ⋯⋯⋯ 162

怎样才能让病人记住按时用药 ⋯⋯⋯⋯⋯ 163

怎样提高结核病人服药的依从性 ⋯⋯⋯⋯ 163

肺结核病人在什么情况下才能停药 ⋯⋯⋯ 164

怎样才能防止结核病情迁延或复发 ⋯⋯⋯ 165

患了肺结核能彻底治愈吗 ⋯⋯⋯⋯⋯⋯⋯ 166

影响肺结核治愈主要有哪些因素 ⋯⋯⋯⋯ 167

专家诊治 肺结核病

ZHUANJIA ZHENZHI FEIJIEHE BING

目录

肺结核病经治疗到何时才算治愈 ………… 168

肺结核病经治疗停药或钙化后还会复发吗 … 168

肺结核病在治疗过程中有哪些误区 ……… 169

肺结核病合并糖尿病应怎样进行治疗 ……… 170

硅沉着病(矽肺)伴发肺结核病应怎样进行

治疗 ……………………………… 172

肾移植性肺结核病应怎样进行治疗 ……… 173

肺结核病合并爱滋病如何进行治疗 ……… 174

非结核分枝杆菌肺病应怎样进行治疗 ……… 177

经医生诊断治疗后病人应怎样进行康复

老年肺结核病人有哪些心理特点与护理

要点 …………………………… 180

青年肺结核病人有哪些心理特点与护理

要点 …………………………… 180

开展肺结核病家庭护理有哪些重要性 ……… 181

怎样合理地安排肺结核病人的饮食 ……… 182

肺结核病人应怎样补充营养和服用滋补品 … 183

肺结核病人应经常吃哪些高钙食品 ……… 184

肺结核病人需要"忌嘴"吗 ……………… 185

农村肺结核病人应怎样进行营养治疗 ……… 186

肺结核病人可以吸烟吗 ………………… 187

肺结核病人可以饮酒吗 ………………… 187

食疗对肺结核病会起哪些作用 ………… 188

食疗有哪些方法 ……………………… 189

肺结核病人在家中应怎样疗养 ………… 192

肺结核病人应怎样注意自己的生活起居 … 193

结核病人需要怎样的休息 ……………… 194

肺结核病人为什么要避免便秘 ………… 195

肺结核病人可做哪些活动 ……………… 195

肺结核病人可以过性生活吗 ·················· 196

肺结核病人能结婚吗 ·················· 197

肺结核病人能怀孕生育吗 ·················· 198

肺结核病人何时可恢复劳动或工作 ········· 199

肺结核病人何时能恢复上学和学习 ········· 199

挂号费丛书·升级版总书目

专家诊治 肺结核病

ZHUANJIA ZHENZHI FEIJIEHE BING

目录

患了肺结核病
主要有
哪些症状

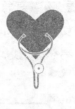

姓名 Name　　　　　　　性别 Sex　　　年龄 Age

住址 Address

电话 Tel

住院号 Hospitalization Number

X 线号 X-ray Number

CT 或 MRI 号 CT or MRI Number

药物过敏史 History of Drug Allergy

患了肺结核会有哪些症状

　　肺结核在早期可以没有症状,有症状也比较轻微,易被忽略,或仅有咳嗽咳痰,误认为是感冒。在肺结核的中期和晚期,症状就比较明显,常有疲倦、乏力,午后低热,食欲不振,咳嗽气急,咳痰咯血,胸痛胸闷,夜间盗汗,有的失眠,女性病人可有月经不调,甚至闭经;小儿可有性格改变、易怒、烦躁,身体逐渐消瘦等。肺结核的临床症状如下:

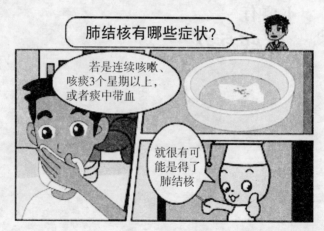

　　① 乏力:病人全身无力,没做体力劳动也感到疲倦,经过休息后也不恢复。常伴有食欲不振、失眠。

　　② 发热:这是活动性肺结核早期重要症状之一,多在午后发热,常在37.5~38℃之间。有的体力活动后出现低烧,粟粒性肺结核、干酪性肺炎、渗出性胸膜炎病人常有高热或中等发热。

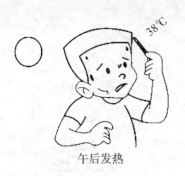

午后发热

③ 盗汗:一般在入睡后再醒时大汗淋漓,同时感到衰弱。

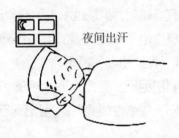

夜间出汗

④ 咳嗽、咳痰:为常见症状,易反复出现,较长时间不见好转。痰多为白黏痰,混合感染时出现脓痰。

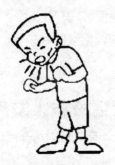

咳嗽、咳痰

⑤ 咯血:为肺结核常见症状,一般是痰中带血,也可出现中等或大量咯血。

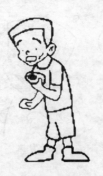

痰中带血

⑥ 胸痛:一般胸痛部位较固定,并为持续性胸痛。深呼吸或大声说笑、咳嗽时胸痛加剧,说明胸膜已受到结核病的影响。如疼痛部位不固定,为游走性,疼痛与呼吸、咳嗽无关,大多为神经反射引起的疼痛。

⑦ 气短:肺部组织受到广泛而严重的破坏,或有广泛的胸膜粘连。出现代偿性的肺气肿,可出现气短,尤其在体力活动后加重。

⑧ 原因不明的月经不调或闭经,常常是结核病症状之一。

⑨ 食欲不振、消瘦、体重减轻。

⑩ 疲劳或不适感:持续时间较长,而无其他特殊原因可予解释。

肺结核病人发热
会有哪些特点

结核病人发热有 3 种情况:a. 低热:体温在 37.5 ～ 38℃,多见于轻型结核病人。b. 高热:体温达 39℃以上,多见于急性、重型结核病人。c. 长期发热:发热时间较长,呈不规则热,体温常在 38~39℃,一般见于慢性排菌者。

在这 3 种发热种类中,午后低热是结核病最显著的发热特点。正常人活动后体温稍增高,休息半小时后又恢复至正常水平。而结核病人发生低热往往是在静息状态下,体温下降的速度也比正常人慢得多,休息半小时后也不能恢复,仍然有发热。一般从午后起开始发热,次日晨以前退热,所以也称"潮热",有人伴有面颊或耳轮潮红。结核病人发热时体温常不稳定,早晚相差 1℃以上,呈所谓弛张热或不规则热。不少病人虽有发热甚至中高热,却能耐受甚或无发热主诉,无明显难受不适,即热度虽高但一般状况良好。

什么是盗汗

入睡后出汗,醒后汗止称为盗汗。常发生于体虚病人,系自主神经系统功能紊乱所致,也是结核病的中毒症状之一。轻度盗汗于入睡后仅在头、颈或腋部出汗;重者则胸背、手足心等处也有盗汗;严重者则全身盗汗,甚至衣被均被汗湿。盗汗病人常兼有其他结核中毒症状,如低热、全身疲乏无力、食欲不振、体重减轻、心悸、失眠等。慢性肺结核病人则兼有咳嗽、咯痰等呼吸道症状。

盗汗由体虚、自主神经系统功能紊乱所致。对于有盗汗症状的结核病人要进行合理调节,使他们生活有规律,尤其是要保证规律睡眠,为病人提供安静、舒适的睡眠环境,睡前可听轻音乐帮助催眠。病人的睡衣、被褥要轻柔、清洁、吸汗及经常更换。对于睡眠不好,盗汗严重的病人,可采用睡前服用镇静催眠药,或口服阿托品 0.3~0.6 毫克,有盗汗症状的结核病人要加强营养。结核病为慢性消耗性

疾病，病人气血两虚，体质差，应给病人多进食温补的汤、粥类食物，如鱼粥、瘦肉粥、乌骨鸡汤等。

肺结核病人咳嗽、咯痰主要有哪些原因

咳嗽及咯痰是人体的一种防御反射和清扫机制，借以排出呼吸道内分泌物，更多情况下咳嗽、咯痰是由于疾病本身造成的。健康人每天咯数口黏液痰，并不一定是病理现象。咳嗽是呼吸道疾病的常见症状。肺结核病人的咳嗽、咯痰多由下述情况所致。

① 肺内结核病变主要是渗出及干酪坏死性病变可使肺组织破坏、溶解，形成多量痰液积聚而引起咳嗽。因此，空洞干酪型和毁损型肺结核病人多有剧烈咳嗽及咯出大量脓痰的症状。而血播型及增殖浸润肺结核病人，一般咯出少量白黏痰。少数病人可咯出干酪物质或钙石。

② 气管支气管结核，肺门或纵隔淋巴结结核的肿大之淋巴结压迫气管、支气管或并发支气管淋巴时，病人多有阵发性刺激性咳嗽，伴有少量痰液或完全无痰。晚期及病变广泛的严重肺结核病人，几乎都并发支气管结核，因此咳嗽都很剧烈。

③ 胸膜炎时病人可因胸膜受到炎症刺激而发生反射性干咳。

④ 结核性脓胸并发支气管胸膜瘘时，在某一特定体位可有阵发性的咳嗽，咯出大量脓痰。

⑤ 肺结核病人并发肺内继发性感染时，都有咳嗽加剧和咯痰增多的症状。

肺结核病人咳嗽排痰好吗

咳嗽排痰是机体清除肺内各种异物和微生物的一种十分有效的方法,实际上是机体的正常生理性保护机制。同其他呼吸道疾病一样,肺结核人可能出现咳嗽和咯痰的症状。结核杆菌及坏死物可随着痰液自肺内排出,对治疗结核病是有益的。因此,一般情况下病人少量咳嗽咯痰只要不影响休息和睡眠等,无须特殊处理,还应鼓励病人排痰。要教育病人不随地吐痰。

但事物也有它的反面。慢性肺结核病人经长期炎症刺激可使呼吸道黏液腺及杯状细胞增生肥大,黏液分泌过多,黏度增加,妨碍支气管纤毛运动,最终影响排痰。黏膜上皮受损也可导致纤毛运动减弱,黏液不能及时排出,于是痰滞于气管支气管内。痰进一步刺激支气管黏膜感受器,引起咳嗽,又使支气管腔狭窄而引起呼吸困难。痰中所黏细菌还为继发感染创造了条件。因此,痰液过多时必须设法加以祛除。另外,剧烈频繁的咳嗽也可诱发气胸和咯血,应注意控制。

肺结核病人为何
会出现胸痛

胸痛是肺结核的常见症状之一。肺组织无痛觉神经,肺本身病变并不引起胸痛。肺结核病人胸痛的原因有:a.肺结核病变波及胸膜或发生结核性胸膜炎时,均可有胸痛。b.胸壁结核或肋骨结核:肺结核病人并发胸壁结核或肋骨结核时,均可有胸痛。c.肺结核并发症:肺结核病人并发自发性气胸、肺栓塞等也可引起胸痛。结核病人的胸痛会持续多长时间呢？常常有不少病人问到这样的问题。结核病人特别是胸膜炎病人的胸痛会持续一段时间，开始时疼痛较为剧烈，间隔时间较短。随着病情的好转，疼痛间隔时间会越来越长，直至消失。个别病人的疼痛可持续数年以上。

肺结核病人发生咯血怎么办

肺结核合并咯血是肺结核病人的常见症状。出现咯血并不等于病情就重，有些早期肺结核病人，尽管病情较轻，也有发生大咯血的可能。相反，有的病人病情较重，却没有发生咯血。这主要取决于结核病灶附近血管破坏的情况。如结核病灶侵犯和破坏了血管时，就可发生大咯血。肺结核病人出现咯血时应遵循以下几点：

① 咯血时要保持情绪稳定和环境的安静：有的人害怕鲜血咯出，而拼命地屏气，不敢将血咯出，这样极易引起窒息。在咯血时，要平卧，头偏向一侧，保持安静。这样可使心跳减慢，血压降低，便于止血。咯血时有血，要大胆地咯出来。家属也要冷静，对病人要关心、安慰，不可在病人面前流露出惊慌害怕的表情。

② 防止剧烈咳嗽：咯血时，由于咽喉部发痒而引起阵阵咳嗽。咳嗽对止血不利，咳嗽越重，胸内压力下降，血管易扩张，可引起咯血不止或再次大咯血。咳嗽不止时，可适当服用止咳药。

③ 病人发生大咯血后，要绝对卧床休息：在生活上要给予照顾，可吃一些温凉的流食或半流食，夏天可吃一些冷

饮,对止血有一定帮助。也可进一些软食。咯血刚停,禁止起床活动。应避免烟、酒、刺激性食物和过烫的食物。保持大便通畅,必要时给予缓泻剂或用肥皂灌肠,以免便秘而过分用力,引起再次咯血。咯血停止后(包括痰中带血),继续卧床3~7天,方可逐渐起床活动。

④ 经常发生咯血的病人,要注意生活起居,避免过度疲劳和重体力劳动。家中要备些常用的止血药[如卡巴克络(安络血)、酚磺胺(止血敏)等],以备急用。咯血停止后要到医院检查,拍胸片,验痰,检查咯血原因,调整治疗方案。

⑤ 一旦发生大咯血,尽快到附近医疗单位救治。

患肺结核病会有哪些不典型症状

不少肺结核病人的临床表现并不典型。出现下述表现者应考虑有患肺结核病的可能:a. 近期内反复感冒达1个月以上,久治不愈。b. 拟诊为细菌性肺炎,常规治疗2周无效,或开始抗炎治疗时有一定效果,但其后效果不明显。c. 慢性支气管炎、肺气肿病人病情发生新变化,难以用原来疾病解释,或按慢性支气管炎、慢性肺气肿治疗无效者。d. 既往有结核病病史,特别是没有经过正规治疗,近期出现发烧、咳嗽、咳痰、气急、食欲减退、萎靡不振。e. 糖尿病、结缔组织病病人应用糖皮质激素后出现发热或呼吸道症状者。f. 部分结核病病人可能出现结核性变态反应症状,如关节炎、结节性红斑、疱疹性结膜炎及口—眼—生殖器三联征。g. 极少数结核病可继发血液系统改变,如贫血、白细胞减少或增多、血小板减少、类白血病样反应、紫癜或播散性血管内凝血等。

患肺结核病会有
哪些特殊表现

① 过敏反应：多见于青少年女性。临床表现类似风湿热，故有人称其为结核性风湿症。常伴有长期低热。水杨酸制剂治疗无效。

② 无反应性结核：是一种严重的网状内皮系统结核病，也称结核性败血症。无反应性结核病易误诊为败血症、白血病、伤寒、结缔组织病等。

患肺结核病会
出现哪些体征

肺结核病的体征取决于病变性质、部位、范围或程度。病灶小或位置深者多无明显异常体征。病灶以渗出型病变为主的肺实变且范围较广或干酪性肺炎时，叩诊浊音，听诊闻及支气管呼吸音和细湿啰音。继发型肺结核好发于上叶尖后段，故听诊于肩胛间区闻及细湿啰音，有极大提示诊断价值。空洞性病变位置浅表而引流支气管通畅时有支气管呼吸音或伴湿啰音；巨大空洞可出现带金属调的空瓮音，现已很少见。慢性纤维空洞性肺结核的体征有患侧胸廓塌陷、气管和纵隔间向患侧移位、叩诊音浊、听诊呼吸音降低或闻及湿啰音，以及肺气肿征象。支气管结核有局限性哮鸣音，特别是于呼气或咳嗽末。大量胸水可有一侧中下部叩诊浊音或实音。上胸内陷、肋间变窄、气管纵隔向患侧移位均有提示诊断意义。

结核病可分为哪几种类型

1998年,中华医学会结核病学分会重新修改、制订了中国结核病分类法,其主要内容如下:

① 结核病分类:a.原发性肺结核(代号:Ⅰ型);b.血行播散性肺结核(代号:Ⅱ型);c.继发性肺结核(代号:Ⅲ型);d.结核性胸膜炎(代号:Ⅳ型);e.其他肺外结核(代号:Ⅴ型)。

② 痰菌检查:痰菌检查是确定传染和诊断、治疗的主要指标。

③ 化疗史:分初治与复治。

④ 病变范围及部位:肺结核病变范围按左、右侧,每侧以上、中、下肺野分别记述。

⑤ 记录程序:按病变范围及部位、分类类型、痰菌情况、化疗史程序书写。

根据最新观念,初治、复治肺结核病人只要疗程结束时的最后2个月痰菌连续阴性,即可转为稳定期(临床痊愈);如果是耐多药肺结核,则需连续18个月痰菌阴性才能考虑为临床痊愈。

原发性肺结核与继发性肺结核有何不同

原发性肺结核是指初次感染结核杆菌引起的肺部疾患。继发性肺结核是原发性肺结核菌感染之后,由于某种原因使身体抵抗力降低,潜伏在体内的结核杆菌重新繁殖或长期接触排菌的肺结核病人而引起的再次感染。其区

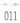

别为：

① 发病年龄不同：原发性肺结核绝大多数发生于儿童（成人少见），而继发性肺结核多发于成年人。

② 病变部位不同：原发性肺结核多发生于肺通气较好的部位，如上叶的下部、中叶或下叶的上部，且靠近胸膜，病变多为单个；继发性肺结核多发生于肺上叶的尖、后段。

③ 病情轻重不同：原发性肺结核一般病情较轻，许多人无任何症状和不适感，体格检查时才被发现。稍大的儿童病情较重者可有长期低热，不思饮食，逐渐消瘦。婴幼儿可出现高热，2~3 周时间转为低热。继发性肺结核病情较重，症状明显，有午后低热、夜间盗汗、不思饮食、疲倦无力、烦躁易怒、胸痛、咳嗽、咳痰、咯血、呼吸困难等症状。

患原发性肺结核
会有哪些特点

该病初期，症状多不明显，也可无任何症状出现。有的在起病时略有发热、轻咳或食欲减退；有的发热时间可达 2~3 周，伴有精神不振、盗汗、疲乏无力、饮食减退、体重减轻等现象；也有的发病较急，尤其是婴幼儿，体温可高达 39~40℃，持续 2~3 周，以后转为低热。儿童可伴有神经易受刺激，容易发怒，急躁，睡眠不好，甚至出现腹泻、消化不良等功能障碍。

当支气管淋巴结显著肿大压迫周围组织时，可出现各种压迫症状，如声音嘶哑（喉返神经受压），阵发性百日咳样咳嗽和支气管哮喘样发作（迷走神经受压），呼气性哮鸣音及呼吸困难（气管或大支气管受压），甚至发生吞咽困难（食管受压），还可出现颈静脉怒张、面部水肿（上腔静脉受压)、颈交感神经麻痹综合征等。气管支气管压迫征多见于婴幼儿,因其管腔细小,软骨柔软之故。

支气管淋巴结结核累及锁骨上和胸锁乳突肌后方的颈淋巴结较多见,可表现为这些部位淋巴结的肿大、破溃、瘘管形成,且经久不愈。

患血行播散性肺结核
会有哪些特点

血行播散性肺结核又称 II 型肺结核,属于重症肺结核,包括急性血行播散性肺结核(急性粟粒性结核)及亚急性、慢性血行播散性肺结核等 3 种亚型。

① 急性粟粒性肺结核:大量结核杆菌一次或短期内数次进入血流,播散至肺部乃至全身所引起。发病急,可有高热、寒战、呼吸困难、咳嗽、头痛、昏睡以及脑膜刺激等症状,体格检查时可无异常发现,重症者可有肺部呼吸音改变、心率加速、肝脾肿大等表现,红细胞沉降率多数增快,但结核菌素试验可阴性。

病变早期胸片显示为整个肺野可呈毛玻璃样,密度增高。约 10 日后可出现均匀分布的 1.5~2 毫米大小、密度相同粟粒状病灶,正常纹理常不能显示。经适当治疗后,病灶可在数月内逐渐吸收,偶尔以纤维硬结或钙化而愈合。病变恶化时,可以发生病灶融合,表现为病灶增大,边缘模糊,甚至形成小片状或大片状影,并可干酪样化而形成空洞。

② 亚急性或慢性血行播散性肺结核:少量结核杆菌在较长时间内多次进入血流播散至肺部所致。病人抵抗力较好,病灶多以增生为主。临床症状可不明显或有反复的发

热怕冷或有轻度结核中毒症状,如低热、盗汗、无力、消瘦等。

由于病灶为多次血行播散所形成,故 X 线表现为大小不一、密度不均、分布不匀的多种性质的病灶,小者如粟粒,大者可为较大的结节状,主要分布在两肺上中野,下野较少。早期播散的病灶可能已经钙化,而近期播散的病灶仍为增殖性或渗出性。本型发展较慢,经治疗,新鲜病灶可以吸收,陈旧病灶多以纤维钙化而愈合。恶化时病灶可融合,形成空洞或逐渐转为慢性纤维空洞型肺结核。

患浸润性肺结核
会有哪些特点

浸润性肺结核是指因潜伏在体内的结核杆菌,在身体抵抗力下降时,重新生长繁殖,或者与排菌的肺结核病人密切接触而重新被传染上的肺部疾病。以肺部渗出和炎症浸润为主。伴有不同的干酪样病变。

其特点如下:

① 多为青年人,也可见于中、老年人。

② 病变多数发生在两肺上部(尖、后段)。

③ 病变部位有渗出、炎症浸润、干酪样变或形成空洞。病变先从渗出开始,逐渐发展为炎症浸润和纤维结节的混合性病灶。这时,如果病人抵抗力强,侵犯的结核杆菌数量少、毒力低,病变会向好的方面转化,出现渗出、吸收、炎症消退、结核结节纤维化、干酪样变被纤维包围、甚至钙化等。反之,如病人抵抗力低,侵入的菌量多、毒力强,病变会出现干酪坏死、液化,形成空洞。有的病人也常常是病变好转与发展同时存,在炎症渗出吸收的同时,出现新的炎症渗出

病灶。

④ 症状轻重不一样:轻者可毫无感觉,或仅有一般症状;重者整个肺叶干酪坏死,从而发生单个或多个空洞形成。形成干酪性肺炎时,出现严重的中毒症状,如急剧发作的寒战、高热、咳嗽、咳脓性痰、肺部听诊可听到湿性啰音或水泡音。如果空洞累及血管,还会出现痰中带血或大口咯血。

当病变处于渗出、炎症浸润或干酪坏死时,如能及时、正确地使用抗结核药物治疗,常可使渗出吸收、炎症消散、干酪样变纤维化甚至钙化而获得临床治愈。因此,一旦确诊为浸润性肺结核,应及时地遵照医生的治疗方案进行治疗,切勿错过时机。

何谓结核球

结核球多数由肺部继发性结核的病灶形成,又称结核瘤,属浸润型肺结核中的一种特殊形态。结核性炎症或干酪样病变被纤维组织包裹或空洞的引流支气管被阻塞,原空洞内的坏死液化物的水分被吸收而干燥,但中心凝固的干酪坏死物中仍可残留着活的结核杆菌。在病灶的形态上,由于形成边缘光整的球状或类球状,故称之为结核球。

结核球如果系初次发现,应该像浸润型肺结核病人一样,接受正规的抗结核治疗。但结核球的内科治疗效果多数较差,经全程治疗后,病灶缩小往往不明显,在某种意义上来讲,可以认为结核球是人体内的"定时炸弹"。因为当人体一旦受某种因素影响,其引流的支气管恢复通畅或使免疫力减弱而变态反应增高时,结核球内的处于静止或者休眠状态的潜藏结核杆菌可以死灰复燃重新活跃、繁殖,结核球包膜破坏,病灶向周围组织扩展,穿通支气管排出,并再形成空洞。结核杆菌还可以经淋巴或支气管向肺或胸膜播散,引起新的病灶,使结核病恶化。所以虽已完成了治疗,还应定期复查。开始3个月复查1次,无变化则可半年复查1次。有症状及时复查。

近几年来,国内外学者对治疗结核球的方法进行了尝试和探讨。国内有人用经皮肺穿刺凿洞给药的方法治疗结核球,国外有报道通过胸腔镜为结核球肺叶切除或不全肺切除治疗,均取得良好的效果。

何谓干酪性肺炎

干酪性肺炎是继发型肺结核中最为急性而重症的一种类型,常见于机体抵抗力低下、对结核杆菌高度过敏的病人。由大量结核杆菌通过血路或支气管路侵入肺组织而迅速引起的大叶或小叶性干酪样坏死性肺炎,过去也称为"奔马痨"。该病主要来源于干酪样的支气管淋巴结结核。有些慢性肺结核病人可由于活动性病变的迅速干酪样坏死,或其空洞内排出多量的干酪样坏死物,发生干酪性肺炎。少数浸润性肺结核在继发感染或并发糖尿病、硅沉着病等病变时,其肺部的浸润性结核病变也可迅速呈现大量干酪样坏死而演变成干酪性肺炎。甚至只要是机体对结核杆菌处于高度过敏时,血行播散性病变也会迅速发生干酪样坏死而致干酪样性肺炎。

干酪性肺炎的病情往往十分严重,不少病人虽经积极治疗,其症状仍不消退,病变得不到控制,可长期消耗,出现恶病质而死亡。治疗好转的病例,其病变减少,溶解可停止,但因抵抗力很差,代偿功能不全,破坏的肺组织修复迟缓，往往很长时间后仍残留不少干酪性病变和空洞。两肺未波及的肺组织则呈代偿性肺气肿或气肿性大泡，使病变转入慢性过程，逐渐转变成慢性纤维空洞性肺结核，预后不佳。

患慢性纤维空洞性肺结核会有哪些特点

罹患浸润型肺结核的病人，如果没有及时发现和及时治疗，往往可形成空洞，并长期不愈，空洞壁逐渐变厚，出现纤维化，使病灶发生吸收、修补与恶化、进展交替出现，这叫慢性纤维空洞性肺结核。其特征有：

① 肺组织受损广泛而严重，空洞的形成、病灶纤维化使肺组织广泛受到破坏。

② 呼吸功能明显减退：慢性纤维空洞型肺结核病人，由于肺萎缩、肺广泛纤维化、肺组织严重破坏并发生代偿性肺气肿，导致肺活量、最大通气量降低，残气量增加，影响体内外的气体交换，最突出的表现是气短，尤其是劳动、上楼梯时感到"喘不过气来"。这种病人常因剧烈咳嗽造成肺泡破裂，发生自发性气胸，此时气急现象更为严重，如不及时抢救，可造成死亡。此型病人本身抵抗力低下，加之肺功能不好，极易合并肺部感染，出现剧烈咳嗽，发热，使已受损的肺功能进一步加重，甚至发生呼吸衰竭。空洞壁内血管由于长期炎症刺激可发生动脉硬化或形成动脉瘤，如果破裂，可引起致死性的大咯血。

③ 慢性纤维空洞型肺结核具有较强的传染性：由于肺组织广泛受破坏，隐藏在病灶和空洞内的大量结核杆菌通过病人咳嗽、吐痰、打喷嚏，把大量结核杆菌排出体外，危害

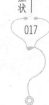

周围人群的身体健康。这类病人应住院隔离治疗,无条件者在家治疗也必须注意隔离。

患结核性胸膜炎
会有哪些特点

结核性胸膜炎多见于儿童和青少年。胸膜炎可与肺部结核同时出现,也可单独发生而肺内未见结核病灶。胸膜炎与肺部结核同时出现者,多由邻近胸膜的肺内结核病灶直接蔓延而引起;单纯的胸膜炎多由淋巴结中的结核杆菌经淋巴管逆流至胸膜而发病。临床上分为干性和渗出性结核性胸膜炎。

① 结核性干性胸膜炎:没有明显渗液或仅有少量纤维素渗出的胸膜炎。临床症状主要有发热、胸部剧烈针刺样疼痛,呼吸及咳嗽时疼痛加重。听诊可有胸膜摩擦音。部分病人可自行愈合或遗留轻微胸膜粘连。多数病人继续发展而出现胸腔积液。X线检查可无异常发现或仅出现患侧膈肌运动受限。

② 结核性渗出性胸膜炎:多发生在初次感染的后期,这时机体对结核杆菌过敏性高,易产生渗液,其他类型结核也可发生。多为单侧,液体一般为草黄色或淡黄色,渗出性,偶尔有血性。主要症状为发热、畏寒、胸痛等。积液较多时可出现气急,甚至有发绀。经治疗后,液体可完全吸收,胸膜发生粘连,随呼吸运动而互相牵拉,胸痛可再次出现,但性质较轻,为钝痛或隐痛。大量积液时,可引起纵隔移位,呼吸困难,干咳。少量积液可无异常体征。X线表现,后前位或侧位片后肋膈角模糊。如积液超过膈肌时,后前位片见肋膈角消失。中等量积液,患侧胸廓饱满,肋间隙

增宽，呼吸运动减弱。语颤减低或消失。叩诊积液区呈实
音。听诊呼吸音减低或消失。

同样患结核性胸膜炎，为何有些病人会发生胸痛

如上节所述，结核性胸膜炎可分为干性胸膜炎与渗出性
胸膜炎。不少病人在开始时首先表现为干性胸膜炎，随后出
现渗液，两者并无清楚的界限。干性胸膜炎时，机体对结核
杆菌的过敏反应不显著。当胸膜发生结核性炎症时，胸膜充
血，白细胞浸润并有较多的内皮细胞脱落，因而胸膜面失去
原来的光泽，以后逐渐产生少量纤维蛋白，胸膜表面变得粗
糙，呼吸时病变脏层胸膜和壁层胸膜相互摩擦引起疼痛。而
渗出性胸膜炎时，脏层胸膜和壁层胸膜之间有较多的渗出液
相隔，不会因呼吸运动导致两层胸膜的直接接触。所以，结
核性胸膜炎病人如果出现积液，胸痛反而减轻甚至消失。

干性胸膜炎疼痛时的特点是早期剧烈，表现为刺痛，随
着呼吸运动而加剧。疼痛部位多在双腋下部，这类病人常
因怕引起胸痛而不敢深呼吸或咳嗽。为了减少胸痛，多数
病人卧于患侧。物理检查可发现患病部位的胸壁扩张运动
受限，并有压痛，胸部听诊往往发现胸膜摩擦音，这是干性
胸膜炎的一个可靠体征。胸膜摩擦音一般在胸下部的前侧
面及吸气时最为明显。

什么是初治肺结核

初治肺结核主要指从未接受过抗结核药物治疗、或经
抗结核药物治疗不足一个月的肺结核病人。经抗结核药物

正规治疗达 1 个月或超过 1 个月的肺结核病人,如果继续沿用原有治疗方案,病人仍属于初治肺结核的范畴。初治肺结核病人对一般抗结核药物敏感,能达到标准治疗方案治愈的目标。所以,这类病人只要按照专科医生的要求接受正规治疗,往往较易恢复健康。

什么是复治肺结核

有下列情况之一者为肺结核复治:a. 初治失败的病人;b. 规则用药满疗程后痰菌又复阳的病人;c. 不规律化疗超过 1 个月的病人;d. 慢性排菌病人。

经正规初始抗结核治疗后复发的肺结核病人往往对原来用过抗结核药物仍然敏感,而那些不正规用药、痰菌长期阳性的复治肺结核病人大多已对原有抗结核药物产生了耐药性,治疗变得更为困难。如果后续处理仍然不当或因病人的依从性差而处理不能很好到位的话,这类病人有可能转为慢性或难治或耐多药肺结核,预后往往不佳。

什么是涂阳肺结核

病人痰液涂片染色后经显微镜检查找到抗酸杆菌,结合肺内有结核病变,就可以定为涂阳肺结核。涂阳肺结核也称为开放性肺结核,传染性强,对周围人群和社会构成相当大的危害,是结核病防治对象的重中之重。

什么是涂阴肺结核

至少 3 次痰涂片显微镜检查未能发现抗酸杆菌,病人胸部X线检查出现与活动性肺结核相一致的病变,接受至少两周的抗炎治疗后肺部病灶无明显吸收,并已排除其他肺部疾病,经专业医生讨论并结合病人的症状方可谨慎做出涂阴肺结核的诊断。

什么是活动性肺结核

感染了结核分枝杆菌,有结核病症状并经过检查有结核病病变的人叫结核病病人。如果痰涂片检查发现结核杆菌,叫传染性肺结核病人。如果痰涂片检查没有发现结核杆菌,胸部X线照片发现肺部有活动性的结核病变,叫活动性肺结核。活动性肺结核又可分为传染性和非传染性两大类。传染性肺结核主要指排菌者(即涂片检查发现抗酸杆菌,一般叫"涂阳病人",或称为"传染源")以及新发现空洞病例而痰菌暂时未检出阳性者。传染性肺结核病人传染性最强的时间是在发现及治疗之前。非传染性肺结核指不排菌的活动性肺结核病人,即菌阴肺结核,约占所有结核病人的2/3。活动性肺结核病人的X线表现主要为病灶的不稳定性,且大多伴有相应的结核中毒症状。

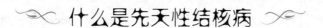

什么是先天性结核病

先天性结核病是胎儿在母亲子宫内受结核杆菌感染所发生的结核病,十分罕见。有人许会感到很奇怪,胎儿在母亲体内与世隔绝,结核病何以得来?说来也很简单,那就是因为母体本身患有结核病。

通常情况下,由于胎盘的天然屏障作用,细菌一般不容易经胎盘从母亲体内进入胎儿体内。但在胎盘发育不佳或

营养不足造成胎盘屏障作用下降时,结核杆菌有可能乘虚而入,从母亲体内进入胎儿体内。当母亲患结核杆菌菌血症(指血液内含有结核杆菌)时,细菌经脐静脉进入胎儿肝脏引起原发病灶,继而经血行播散而致胎儿全身性感染,这是引起先天性结核病的主要原因。此外,患急性粟粒型结核病的母亲,全身各器官系统包括胎盘、子宫内膜、卵巢等,均可发生结核性炎症。在胎盘的绒毛膜间隙中,易形成结核杆菌菌栓及结核结节,胎盘内结核性坏死灶破溃和(或)结核性子宫内膜炎,均可造成羊水污染。胎儿在子宫内吸入或吞下感染的羊水,引起肺或肠道原发性病灶,再通过血行播散使胎儿发生全身性结核感染,是引起先天性结核的另一重要原因。

需要指出的是先天性结核病是由患结核病的母亲传染给胎儿的,而并不是遗传的。

儿童患结核病会有哪些特点

儿童时期的结核病与成人不同。

① 儿童结核病以原发感染为主:儿童第一次受到结核杆菌感染后,在肺内形成原发感染病变,称为原发综合征。原发综合征常常不治自愈,多遗留钙化灶。

原发感染后可引起血行播散,严重时容易导致粟粒性肺结核和结核性脑膜炎。血行播散后常常在体内各器官遗留下一些潜在性的结核病灶,成为以后肺结核、骨结核、肾结核和其他器官结核病发生的根源。骨、关节结核发生较早,可在儿童时期就发生;继发性肺结核常在青春期或在青壮年时期发生;肾结核常在成人时期发生。

继发性肺结核在儿童时期少见,如有,也发生于年龄较大的儿童和青少年。

② 结核菌素强阳性反应的儿童原发型肺结核的发生率较一般阳性反应的儿童高出数倍。

③ 儿童结核病的传染源主要是家庭中有肺结核病人,如父母、祖父母,其次是亲戚、邻居以及托儿所、学校中的肺结核病人。由于接触密切,儿童所受的感染是直接的,大量的,多次的,且体内对抗结核病的免疫机制还没有形成,所以发病机会就多。

④ 一般原发综合征的儿童不排菌,没有传染性,不是传染源。重症者例外。

青年人患肺结核
会有哪些特点

青年人肺结核病是指 18~45 岁年龄组的结核病人。其特点有:

① 发现晚,病情重,进展快,不少病人经合理化疗可迅速好转。

② 临床表现开始不明显,有时发热、咳嗽等,病人常拖延就医,以后病情进展迅速,故确诊时多为中、重症结核病。

③ 胸部 X 线片显示病变性质以混合性居首位,次为渗出性病变,再次为干酪性病变及增殖性病变。空洞以薄壁空洞为多,次为干酪空洞,纤维空洞最少。显示青年人肺结核多属活动性病变,容易进展恶化、溶解和形成空洞。痰结核杆菌检查多为阳性。

④ 青年肺结核的治疗也应根据病情轻重选用适当的化疗方案,加强督导和教育,直至完成规定的疗程。

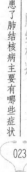

老年人患肺结核病
会有哪些特点

老年人肺结核病系指年龄在 60 岁以上的肺结核病人,包括 60 岁以后罹患肺结核病和 60 岁以前患的肺结核病未愈而延续到 60 岁以后两部分病人。近年来,老年肺结核病有增多趋势。其临床特点是:

① 老年人抵抗力低,反应迟钝,所以部分老年人肺结核病发病隐匿,症状不明显,部分病人无自觉症状,即使有症状,也不典型,且常被并存疾病所掩盖,导致误诊、误治。

② 病情较重,慢性纤维空洞型肺结核和排菌病人较多,是重要的传染源。

③ 复治病人占多数,同时存在非结核性疾病,如慢性支气管炎、肺气肿、肺心病、糖尿病、动脉硬化等。

④ 免疫力低下,结核菌素试验可呈阴性或弱阳性。

⑤ 胸部 X 线表现有时也不典型,可与肺炎、肿瘤等相混淆,特别是急性血行播散型肺结核,如不仔细阅片或短期内复查胸片,易造成误诊、漏诊等。老年人结核性脑膜炎易误诊为脑血管病。老年人肺结核病多因不规则治疗,对某些抗结核药物已产生耐药性。治疗上以时间长、规则、联用为主。可根据药物敏感试验测定结合既往用药情况,选择敏感药物治疗。

患支气管结核会有
哪些临床表现

气管或支气管黏膜或黏膜下层发生的结核叫支气管结

核。其病变可以是膜状、结节状或肉芽肿改变、溃疡及干酪坏死灶。支气管结核多继发于活动性特别是空洞性结核干酪样坏死物破溃到气管、支气管黏膜所引起。支气管结核的感染途径有支气管播散种植、邻近病灶蔓延及血行播散。其突出的临床症状如下：

① 气管、支气管黏膜炎症刺激症状：咳嗽、咯痰、咯血。病人多有阵发性剧烈咳嗽，不易制止。痰呈白色黏液泡沫状，痰量多少不定，黏液稠，不易咯出。痰血、咯血为该病常见症状，可反复咯血，量或多或少，但持续时间很久。

② 气管、支气管阻塞症状：病人自觉呼吸困难、胸闷、痰不易咯出。听诊时局部可闻哮鸣音，通常在胸骨旁出现，痰咯出后啰音仍不消失，用支气管扩张剂无效。这主要由支气管器质性狭窄引起，若由黏膜水肿痰液阻塞所引起，则咯痰后喘鸣可消失。呼吸困难程度不一，幼儿淋巴结干酪坏死物质突然大量破入支气管内，有时可导致窒息。胸骨后疼痛多见于大气管结核，轻者仅胸骨后压迫感。如支气管引流不畅，继发感染时出现发冷发热，痰可呈脓性、味臭。

③ 结核中毒症状：低热、疲乏、纳差、消瘦、盗汗等轻重不一。

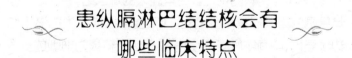

患纵膈淋巴结结核会有
哪些临床特点

纵膈淋巴结结核一般起病缓慢，少数病人可急性发病，主要临床特点如下：

① 结核中毒症状：慢性起病者可有午后低热、乏力、盗汗、精神萎靡不振等常见的结核病中毒表现。急性发病则可出现寒战、高热，体温可达 40℃，伴有头痛、周身酸痛等

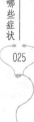

症状,往往被误诊为上感、流感等,抗炎及抗生素、抗病毒治疗无效。

② 压迫症状:根据纵膈内各淋巴结组群受累的不同及受累后病变的严重程度,可产生不同的压迫症状,故临床表现也可多种多样。气管旁及主支气管旁淋巴结肿大可压迫气管主支气管引起呼吸困难、发绀,重者出现三凹征;气管壁缺血、软化、坏死或淋巴瘘;若瘘口较小表现为刺激性咳嗽,可咳出干酪样坏死物,瘘口较大,大量干酪样物质溃入气管可引起窒息;食管旁吞钡检查为外压性狭窄,长期压迫可发生食管穿孔,干酪样坏死物质经食管排出后,压迫症状随之缓解;肿大淋巴结或脓肿压迫喉返神经可引起同侧声带麻痹,出现声音嘶哑;压迫膈神经出现顽固性呃逆;压迫交感神经则出现 Horner 综合征;压迫大血管可出现上动脉压迫综合征;压迫主动脉可形成假性动脉瘤,严重者可并发主动脉穿孔;有时纵膈淋巴结结核可向上蔓延引起颈部淋巴结结核;脓肿穿破纵膈胸膜可形成脓胸,穿破胸骨或剑突下皮肤形成慢性窦道,经久不愈。

③ 影像学表现特征为:单侧多见,右侧多于左侧,以肺门淋巴结受累多见,可同时伴有肺内结核病灶或肺外结核病变,其中可见有钙化灶。尽管肿大的淋巴结可以很大,但其周围的重要器官不受侵犯。CT 强化扫描肿大的淋巴结边缘强化,中间密度减低,这是淋巴结结核最为典型的影像学表现,也是和肺癌淋巴结转移的重要鉴别点。

患颈淋巴结核会有哪些临床表现

淋巴结结核病理类型不同,临床表现各异。轻者无任何症状，重者可出现全身中毒症状。首发局部表现多为淋巴结无痛性肿大，初如蚕豆大，质地坚韧，散在而活动，可有轻度压痛。随着病变淋巴结体积增大，活动度逐渐减小，粘连成串。此种状态可维持数月无明显变化。浸润型淋巴结结核常先有中心部位软化，以后逐渐或突然增大有波动，形成皮下寒性脓肿。若有继发感染，局部出现红、肿、热、痛等急性炎症表现。波动变表浅极易破溃，流出稀薄的干酪样脓液，形成经久不愈的窦道，尤以颈根部胸锁乳突肌前缘处最常见，俗称"老鼠疮"。

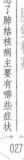

哪些情况下需考虑有可能患颈淋巴结结核

① 结核病密切接触史、结核病史或曾有淋巴结结核破溃，局部又新发生淋巴结肿大。

② 颈部淋巴结慢性肿大，淋巴结质硬、成堆、粘连成串，或液化破溃形成慢性窦道。

③ X线胸片显示肺部或纵膈有活动性、非活动性病灶。

④ 淋巴结穿刺脓液中找到抗酸杆菌（涂片阳性率30％左右，培养阳性率25％~75％）。

⑤ 淋巴结摘除或针吸组织活检，阳性率可高达90％以上。

⑥ 淋巴结组织及脓汁做聚合酶链反应（PCR）找结核杆菌DNA，国内外文献均有报道。

⑦ 血清学诊断结果阳性。

⑧ 结核菌素皮试阳性结果仅供参考，临床意义尚未形成共识。

⑨ 试验性抗结核治疗：可给予抗结核治疗，动态观察治疗反应，有助于诊断。

患肠结核会有哪些临床表现

肠结核没有特异的症状和体征。多数慢性起病，据统计只有1/10是急性发病。早期可无症状，有些肠结核是因为其他原因开腹手术时被意外发现。典型者可出现以下症状。

① 腹痛：是该病最常见的症状，约占95％以上。疼痛部位大多位于右下腹，也可在脐周、上腹或全腹部，因病变所在的部位不同而异。

② 大便习惯异常：由于病变的炎症和溃疡使肠蠕动加速、肠排空过快，以及由此造成的继发性吸收不良，因此腹泻是溃疡型肠结核的主要临床表现之一。腹泻常具有小肠性特征，粪便呈糊样或水样，不含黏液或脓血，不伴有里急后重。大便每日数次至数十次。溃疡涉及乙状结肠、横结肠时，大便可有黏液和脓血，并有恶臭味。常在清晨排便，故有"鸡鸣泻"之称。无腹泻而只有便秘者约占25％，多见于增生型肠结核。

腹泻与便秘交替是肠功能紊乱的表现之一。过去认为是该病的特征，但据国内统计只占8.5％~30.2％，与国外统计相符。这种改变也可见于肠道功能性或其他器质性疾病，因此诊断意义不大。

③ 腹部体征：依病变发生的部位、范围、程度可有不同的体征。常见的有腹部肿块，约占30％。有肠梗阻、肠穿孔、局限性腹膜炎时，可出现相关体征，如肠鸣音亢进、肠型、局限性压痛与反跳痛等。

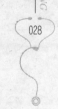

④ 全身症状和肠外结核的表现：常有结核毒血症，以溃疡型肠结核为多见，表现轻重不一，多为午后低热或不规则发热，伴有盗汗。由于病变直接影响到肠道消化与吸收功能，病人多有明显乏力、消瘦与贫血，随病情发展可出现维生素缺乏、脂肪肝和营养不良性水肿。

哪些情况需考虑患了肠结核

① 临床符合肠结核表现。
② X 线检查、X 线钡剂造影检查有下列表现：a. 肠蠕动过快、钡剂通过加速。b. 回盲部病变处钡剂不停留，而病变的两端则有钡剂停留。c. 单纯的盲肠不充盈，常见于结核，但不易与其他性质的肉芽肿或恶性肿瘤相鉴别。如同时伴有升结肠缩短，是结核常见的表现。d. 双重对比造影，可见盲肠部位扭曲，回盲瓣可出现裂隙，为瓣膜收缩引起。回肠末端出现宽低三角形，底向盲肠，称为 Fleis-chner 征，结核多见。
③ 结肠镜检查：乙状结肠镜纤维结肠镜检查，可看到溃疡和增生性病变，取活组织检查，具有诊断价值。
④ 抗结核治疗有效。

结核性腹膜炎可分哪些类型

结核性腹膜炎按病理改变不同分为 3 型，即渗出型（腹水型）、干酪型和粘连型，其中以粘连型最多见，渗出型次之，干酪型最少。在病情发展过程中有上述 2 种或 3 种类型并存，称为混合型。各型临床表现不同，表现复杂多样化。

① 渗出型（腹水型）：此型临床表现除一般结核中毒症

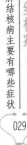

状,如发热、盗汗等症外,尚有腹痛,初期疼痛不明显,以后有持续性隐痛或钝痛,也可为阵发性疼痛。疼痛多位于脐周或右下腹。此型常伴有腹胀、腹泻或便秘,腹部逐渐胀大,出现腹水。

② 粘连型:临床上除一般结核中毒症状外,可有腹痛、腹胀、腹泻、恶心、呕吐、贫血和不同程度的肠梗阻。有肠梗阻时可见肠型及蠕动波。

③ 干酪溃疡型:病人出现高热,常为弛张热,有腹泻腹痛,甚至呕吐、不排气、不排便等肠梗阻现象,同时有进行性消瘦、低蛋白血症、中度或重度贫血,甚至出现恶液质。腹部可有不对称的胀满或呈扁平状,可见到肠型,触之有柔韧感,压痛明显。

哪些情况下需考虑患了结核性腹膜炎

① 青壮年病人,女性居多。

② 有结核病史或伴有其他脏器结核病。

③ 发热、乏力、纳差、消瘦同时伴有腹部症状与体征,如腹胀、腹痛、腹泻、腹壁柔韧、伴或不伴腹部包块和腹水征。

④ 腹水检查多为草黄色渗出液,蛋白含量在 30 克/升以上,相对密度多在 1.016~1.020 之间,李凡他(Rivalta)反应阳性,白细胞计数大于 0.5×10^9/升,以淋巴细胞增高为主;少数病例腹水为乳糜性、血性或胆固醇性。

⑤ X 线检查:钡餐检查可见小肠的分节舒张、胀气及动力减退。有粘连时,见肠管固定、压迫及牵引现象,后者可使肠黏膜向反向一侧纠集,呈梳子状排列。

⑥ 超声检查:对腹水及干酪型病人的诊断最有帮助,

它是唯一能显示腹水中细薄分隔的显像技术。

患肾结核会有哪些临床特点

肾结核有如下临床特点：

① 多发生于 20~40 岁青壮年,男性比女性多一倍。

② 早期往往没有任何症状,只是在查尿时发现有异常。尿呈酸性反应,有少许红、白细胞及少量蛋白,可查出结核病。病变发展到肾的髓质时才成为临床肾结核。

③ 可有尿频、尿痛、尿急等膀胱刺激征。

④ 血尿、脓尿是肾结核的另一重要症状。

⑤ 肾区可有触痛和叩击痛,合并肾积水时也可有腰痛。

⑥ 全身症状多不明显。当肾结核破坏严重,肾脏积脓或合并其他器官结核时,方出现全身中毒症状,如消瘦、乏力、盗汗等,约占 20%。

⑦ 其他如严重肾结核病人可有肾功能衰竭症状,如贫血、水肿、恶心、呕吐、无尿。

⑧ 24 小时尿沉渣抗酸染色阳性,也可培养出结核杆菌。

⑨ 腹部平片可发现肾脏钙化影,腹部 CT 较平片更能清楚地显示肾结核病变。静脉尿路造影及逆行肾盂输尿管造影有助于肾结核的诊断。

患附件结核会有
哪些临床特点

主要特点有:

① 不孕是主要症状,该病有原发或继发不孕,尤以前者为多,可达 85%。

② 下腹坠痛占病人主诉的第二位,占 25％~50％。

③ 月经失调,如附件严重破坏累及子宫内膜病变或盆腔器官淤血可引起月经失调及闭经。

④ 全身症状有低热、盗汗、乏力、食欲不振、消瘦等。

⑤ 结核菌素试验多为阳性,红细胞沉降率多增快。

⑥ 腹腔镜检查可发现输卵管和盆腔腹膜表面粟粒状结节,活检病理可确诊。

⑦ 子宫输卵管造影可显示输卵管阻塞或狭窄情况。

患结核性脑膜炎会有哪些临床表现

① 头痛是最常见、最痛苦的症状,发生率为 93.0％~97.9％。

② 呕吐是第二个常见的症状,发生率约 80％。

③ 脑膜刺激征:头痛、呕吐是脑膜刺激征最常见的症状,布鲁津斯基征、凯尔尼格征阳性是脑膜刺激征的重要体征。

④ 脑神经损害:临床上以展神经、面神经、视神经和动眼神经损害常见。

⑤ 意识障碍:根据程度分为嗜睡、昏睡和昏迷 3 级。

哪些情况下应考虑患了结核性脑膜炎

具备下列情况之一者应高度怀疑结核性脑膜炎。

① 发热持续 1 周以上,伴头痛呕吐。

② 头痛伴精神不振、食欲减退。

③ 发热、呕吐、嗜睡或抽搐者。

④ 有脑膜刺激征或伴有神经系统体征,无其他原因解释者。

⑤ 脑兴奋性行为异常者。

⑥ 呈伤寒样发热,按伤寒治疗无效,抬颈试验阳性。

⑦ 长期使用免疫抑制剂后出现头痛、发热者。

⑧ 分娩后出现发热、头痛、呕吐者,且无其他原因解释者。

⑨ 肺结核化疗中,出现难以用肺结核解释的症状,特别是有神经症状,应想到并发结核性脑膜炎的可能。

⑩ 原发结核出现头痛、呕吐者。

⑪ 脊柱结核术后出现发热、头痛者。

⑫ 急性血行播散性肺结核伴有头痛应及时做腰穿检查,特别强调脑脊液以下数值界限: a. 颅内压增高在26.7kpa(200 毫米汞柱)以上;b. 脑脊液氯化物含量下降至 120 毫摩/升以下,并有递减趋势;c. 脑脊液热氯化物含量下降至 2.5 毫摩/升以下;d. 脑脊液蛋白含量增高,在0.5 克/升以上;e. 脑脊液细胞总数在 300×10^6/升~900×10^6/升,以淋巴细胞、激活淋巴细胞为主的混合细胞反应占多数;f. 脑脊液经玻片离心沉淀法发现结核杆菌对诊断有决定意义。

⑬ 头颅 CT 或 MRI 可见脑室扩大、脑膜增强、脑实质结核瘤、脑水肿、钙化等表现。

患了骨结核会有
哪些临床特点

① 全身症状:起病多较缓慢,患处疼痛,病人可有倦怠、食欲减退、午后低热、盗汗和体重减轻等全身中毒症状。

少数病人，当寒性脓肿增大扩展至新的肌肉间隙，骨骼或滑膜结核病变累及关节腔、椎旁脓肿穿入胸腔或肺脏等病情恶化时，可突然发热，达38.5~40℃，不易与其他原因的急性感染相鉴别。

②局部症状：a. 功能障碍：患病关节功能障碍比局部疼痛出现更早，详细检查关节功能并与健侧比较能早期发现。b. 肿胀：位置表浅的肩、肘、腕、膝、踝以及手足等病变，炎症性肿胀容易发现。位于深处周围肌肉丰富的脊柱和脊髓等病灶，早期局部肿胀或脓肿不易发现。晚期当脓肿移行至体表时，可见表皮潮红，局部温度多不增高，传统称之寒性脓肿或冷脓肿。体表的脓肿穿破皮肤形成窦道，时间久可合并继发感染。c. 疼痛：初期局部疼痛多不明显，病变发展至刺激邻近的神经，如胸椎结核沿肋间神经放射痛、腰椎结核刺激腰丛神经引起腰腿痛等。d. 畸形：为了减轻患部疼痛，患病关节被迫处于特殊位置，如膝、肘关节呈半屈曲位；髋关节早期取外展外旋位，晚期呈屈曲内收位，踝关节处下垂位。当病变转变为全关节结核，活动进一步受限关节出现固定性畸形，在脊椎结核则出现后突畸形（驼背或罗锅背）。

③局部抽脓液检查可找到结核杆菌。

④结核菌素试验多为阳性，红细胞沉降率多增快。

⑤ X线摄片、CT或MRI检查能发现相应部位的结核病变及周围的脓肿。

何谓无反应性结核病

无反应性结核病（non-reactive tuberculosis）是指由各种原因导致机体免疫力极度低下发生的暴发性结核性败血

症,是最严重的特殊类型的血行播散性结核病。该病的历史悠久,各个时期的认识不同,曾经用过各种不同的命名。1832年开始称之为伤寒型结核病;1929年后称为急性干酪性粟粒型结核病、急性干酪坏死性结核病、急性结核性败血症、原发性网状内皮系统结核病、伤寒样败血症;1954年后才通称为无反应性结核病。无反应性结核病有如下特点:

① 免疫抑制因素导致免疫反应极度低下或免疫缺陷:长期使用激素、抗肿瘤药物、器官移植后长期应用免疫抑制剂与激素、放射治疗、爱滋病病毒感染与爱滋病是常见的免疫抑制因素。免疫抑制因素的存在,是无反应性结核的重要诱因,也是诊断无反应性结核病的重要依据。

② 重症全身粟粒性结核:全身受累,主要侵犯网状内皮系统的骨髓、肝、脾与淋巴结,是临床出现各种奇特的血液学异常,肝、脾与淋巴结肿大的病理学基础。

③ 干酪样病变周围缺乏细胞反应:在弥漫性粟粒样干酪坏死病灶中,有大量结核杆菌和干酪样病灶,其周围缺乏结核病特异性类上皮细胞、朗汉斯巨细胞、淋巴细胞反应,即干酪病灶周围缺乏渗出现变与增殖病变。这是因为机体免疫功能受到严重抑制,辅助型T细胞减少,巨噬细胞不能演变为类上皮细胞和朗汉斯巨细胞所致。这种特殊性病变,是无反应性结核病的确诊依据。

④ 变态反应消失:免疫反应与变态反应的降低或消失,临床表现为结核菌素试验阴性。

⑤ 胸片显示肺部缺乏粟粒样病变:由于干酪病灶周围缺乏细胞浸润,肺部虽有粟粒样病变,但胸片却在发病2周以后才显示,或2/3的病例不显示粟粒样病变。因此,凡是可疑为无反应性结核病的病例,应早期选择进行淋巴结、

肝、脾、骨髓的活检,活检或尸检是无反应性结核的唯一确诊手段。

～≪ 何谓结核免疫反应性疾病 ≫～

人体感染结核杆菌后 8～12 周,机体产生特异性免疫反应和变态反应。免疫反应对人体有益,可防御结核病;变态反应对人体有害,变态反应高时,可引起结核变态反应性疾病。结核杆菌作为一种感染因子,可启动或活化自身反应性细胞,产生自身抗体。抗原与抗体反应,产生特异性循环免疫复合物沉积,可引起结核自身免疫性疾病。两组疾病可以单独发生,也可先后发生,或结核变态反应性疾病演变为结核自身免疫性疾病,或同时发生。

① 结核变态反应性疾病:又称结核性风湿症、风湿样结核病、结核变态反应性关节炎,其主要表现有:a. 结核病中毒症状:高热或低热、乏力、盗汗。b. 关节变态反应:多发性关节炎,关节红、肿、热、痛,关节腔积液,或只有关节痛,可有游走性关节痛,抗风湿治疗无效,抗结核治疗有效。c. 皮肤变态反应:先出现皮下结节,后演变为结节性红斑,好发于小腿,反复出现,抗风湿治疗无效,抗结核治疗有效。少数出现硬结性红斑、多形性红斑、环形红斑、瘙痒症、丘疹、疱疹及紫癜。d. 黏膜变态反应:口腔黏膜溃疡、男女生殖器黏膜溃疡、顽固不愈。e. 眼变态反应:疱疹性角膜结膜炎多见,虹膜睫状体炎、视网膜静脉周围炎、巩膜炎少见。f. 心脏变态反应:心悸,心前区不适,心率快,心尖区吹风样杂音,心电图 ST－T 改变,P－R 间期延长,房室传导阻,窦性心动过速,心律不齐,但不侵犯心内膜与心瓣膜。

② 结核自身免疫性疾病:结核感染或结核病引起的结

核自身免疫性疾病有类风湿性关节炎、强直性脊椎炎、系统性红斑狼疮、皮肌炎、贝赫切特（白塞）综合征、大动脉炎、卡介苗诱导性关节炎等。上述病人若有结核病史或结核病灶，PPD 试验阳性，抗结核抗体与循环免疫复合物试验阳性，抗结核治疗有效，活检为血管炎型（第Ⅲ型）变态反应，可以确诊为结核自身免疫性疾病。

患了肺结核病
需做
哪些项目诊断检查

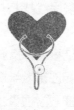

姓名 Name _____ 性别 Sex _____ 年龄 Age _____

住址 Address _____

电话 Tel _____

住院号 Hospitalization Number _____

X 线号 X-ray Number _____

CT 或 MRI 号 CT or MRI Number _____

药物过敏史 History of Drug Allergy _____

患了肺结核病需进行
哪些项目诊断检查

如怀疑是肺结核,在医院里,医生一般会进行以下几个方面的检查:

① 痰涂片找抗酸杆菌及培养,痰中结核杆菌的核酸检测。

② 结核菌素皮肤试验,也称为 PPD 试验。

③ 胸部影像学检查,包括胸片或胸部 CT 等。

④ 血液学检查:包括结核抗体等。

⑤ 病理学检查。

诊断结核病需经哪些流程

诊断结核病流程请参见下图:

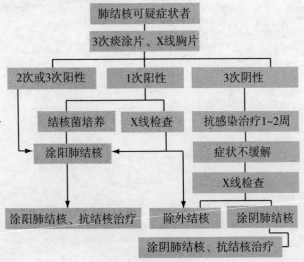

肺结核诊断流程

早期发现肺结核病
有什么价值

一般来讲,发病早期,病灶内的结核杆菌正处于生长旺盛状态,抓紧这个时机用药,能发挥药物的最佳效用,结核杆菌最易被杀死,效果又好。另外,患病早期时肺组织破坏较少,在治疗及时的条件下,肺组织几乎可以恢复到原来的状态,不影响或少影响肺功能。而且,各种抗结核药物的一个共同特点是:结核杆菌在病灶里繁殖越快,新陈代谢越旺盛,药物的杀菌作用越大。所以,早期发现能使病人得到早期治疗,病变得以早期治愈。特别是早期发现痰涂片阳性的肺结核病例,价值更大,可减少其对社会所产生的危害性,对保护广大人民群众尤其是青少年和儿童的身心健康具有极其重要的实用价值。

肺结核病人查痰有何重要性

① 确定诊断、及早发现传染性肺结核病人:对结核病人应结合症状、胸片、查痰等几方面的检查才能作出正确的诊断。在这些检查中,痰液检查特别重要,因为正常人的气管、支气管的黏膜有腺体,能分泌黏液,黏液附吸入的尘埃和致病菌,通过咳嗽的形式将它排出。当结核病变引起肺部炎症时,较多的渗出液和坏死组织与支气管分泌液混杂在一起,形成含菌痰液,咳嗽时随痰咳出,这些细菌只有通过查痰才能发现。痰中结核杆菌的发现为肺结核的确诊提供了极为重要的依据。

查痰不仅是确诊肺结核最可靠的手段,而且可以判断是否有传染性,了解用药后药物对结核杆菌所起的作用。如果一开始查痰就找到了结核杆菌,证明肺结核的诊断确切无疑并有传染性;用药后查不到了,或者数量减少,说明治疗有效,传染性大大减低或消失。

从社会公共卫生的角度上来看,排菌即意味着结核杆菌的社会播散,威胁周围人群,特别是与病人有密切关系的家属、小孩、朋友、同学、同事等人,是传播结核病的重要传染源。有资料表明,一个未治疗的排菌病人,一年之内会使周围人群10~20人感染上结核杆菌。因此,通过痰检及时发现传染源而采取相应措施是十分重要的。

② 判断肺结核的病情变化、考核治疗效果:在临床上如果病人痰菌阳性,治疗一段痰菌转阴,虽然肺部X线片上无明显吸收,但仍可确定病情好转而继续治疗;如病人痰菌阴性,治疗一段时间痰菌阳转,说明治疗不够合理,应更改治疗方案以控制病情。

③ 确定病变是否在活动:有些病人肺部有空洞,经合理化疗后,仍可见到空洞残迹。确定病变是否仍在活动就应多次查痰(包括痰培养)。如经半年治疗空洞无变化,多次查痰痰菌阴性,可考虑为开放愈合。在支气管内膜结核时,痰菌检查是判断病情好坏的主要指标。肺结核病人在复查时,必须作痰液检查。如连续查痰出现阳性,应及时调整原来的治疗方案,必要时做结核杆菌药敏试验。

肺结核查痰有哪些方法

① 直接涂片法(包括薄涂片、厚涂片):将咯出的痰液直接涂在玻片上,然后染色镜检。

② 集菌涂片(包括离心沉淀集菌、浮游集菌):将较多

的痰液收集在一起,经过处理后进行离心沉淀或浮游集菌,然后染色镜检。

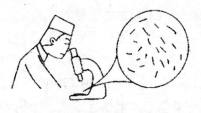

显微镜查痰

③ 培养法:将收集的痰经酸或碱处理,取少量接种于改良罗氏培养基或小川培基,置 37℃ 温箱培养,一周观察一次结果。如有菌落出现,进行涂片染色镜检,生化鉴定,报告结果。如无细菌生长,应观察到第 8 周,方可报告阴性。由于此种培养需时较长,现采用快速检测结核菌的方法(BECTEC 系统或 3D 系统),效果较为满意。其初代分离率高,培养时间也比过去旧式结核培养缩短 2/3,显著提高了培养法的效益。

④ 聚合酶链反应:利用结核杆菌 DNA 分子片段作引物,在聚合酶作用下,经过升温、"退火"等过程,反复循环 20~40 次,促使 DNA 链成百万倍的体外扩增,然后将产生的沉淀物用 2% 琼脂糖凝胶电泳等方法进行扩增产物的鉴定,能显著提高结核杆菌的检出率。

什么是痰涂片

痰涂片是在显微镜下直接找结核杆菌而在玻片上涂布的痰液薄片。过去一般直接涂片取的痰标本量少,检出率较低,现由厚涂片法所替代。痰涂片应挑选标本内灰白色黏液,纤维丝脓样或干酪样颗粒 0.1~0.05 毫升,用竹棒涂布于载玻片中央处,涂布面积为 20~25 平方毫米,自然干燥后或加热固定后用姜尼法染色,待干燥后,用显微镜检查。结核杆菌为红色,背景与杂菌均呈蓝色。

过去作镜检时,认为涂片不易过厚,否则会使染料遮盖标本,影响检出率。实际上,薄涂片所取痰标本有限,当细菌在每毫升痰液中少于 5 万~10 万时不易查出,检出率不高。厚涂片在染色方法上作了改进,可将涂片标本加厚 3~5 倍,并不影响清晰程度,却能显著提高检出率。在 900 倍以上的显微镜下可观察到紫红色、红色、淡红色杆状菌体,即为抗酸杆菌。

什么是痰结核杆菌培养

结核杆菌培养是把可能含有结核杆菌的标本接种于适于结核杆菌生长的培养基中进行培养,以便得到更多的结核杆菌进行检查。含菌量少的痰液,不易在涂片中发现,而痰培养可为阳性。结核杆菌培养的目的有 3 个:一是明确诊断;二是做药敏试验,以便帮助临床用药时参考;三是作菌型鉴定,来区分是致病菌还是非致病抗酸杆菌,区别人型、牛型或其他各型非结核分枝杆菌。

结核杆菌有较强的耐酸性,而其他微生物大多不耐酸。由于痰内混有较多的杂菌,因此培养前应进行处理,以消灭杂菌,保存结核杆菌。前处理常用 4%~6%硫酸或 4%的氢氧化钠,培养温度控制在 37℃,最早 2 周,一般在 4~8 周能孵育生长。由于结核杆菌生长发育缓慢,营养条件要求较高。因此,对结核杆菌培养需要特别的培养基。结核杆菌固体培养基一般采用罗氏及小川氏培养基,目前采用的固体培养基大多数用鸡蛋制成,这种培养方法在结核病的检验中是不可缺少的。

什么是痰菌药敏试验

　　结核病病人长期使用抗结核药物可产生细菌耐药性，病人也可被耐药结核杆菌所感染。做药敏试验的目的是利用体外培养，观察各种抗结核药物对结核杆菌的抑制作用，从而测定结核杆菌的敏感性或耐药性，以便协助临床医生选择有效的抗结核药物。

　　耐药性试验常用固体培养法，将结核病病人的痰标本经前处理后，接种于含抗结核药物不同浓度的固体培养基上。大约一个月后观察细菌生长情况，如无结核杆菌生长，说明该药能抑制结核杆菌的生长，也就是结核杆菌对该药敏感。如仍有结核杆菌生长，说明结核杆菌对该药具有耐药性。

哪些病人需要进行痰检

　　① 因症求诊者检查：凡因肺结核症状求诊者及转诊的可疑肺结核病人，均应送痰标本作涂片镜检。

　　② 疗效考核：凡已确诊、登记、治疗的肺结核病人，在化疗期间应按规定定期作痰菌复查：a. 初治涂阳病人在疗程满2、5、6个月时，复治涂阳病人在疗程满2、5、8个月时，各查痰一次。b. 初、复治涂阳病人在疗程满2个月时，复治涂阳病人在疗程满3个月时增加查痰一次。复治涂阳病人若满5个月治疗时痰菌仍阳性，应在满7个月时查痰一次。c. 确诊、登记的涂阴肺结核病人，即使病人因故未接受治疗，也应在登记后满2个月和6个月时进行痰菌检查。

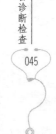

肺结核病人送检痰标本有哪些要求

① 初诊病人应送 3 份痰标本(夜间痰、清晨痰和即时痰);如无夜间痰,在留取清晨痰后 2~3 小时再留取一份痰标本;或在送痰时,留取两份即时痰。疗程中或复诊随访病人按期每次送检两份痰(晨痰和夜间痰)。

② 痰标本采集:即时痰为病人就诊时咳出的痰液。清晨痰为清晨深咳出的痰液。夜间痰为就诊前夜间咳出的痰液。痰标本应以脓样、干酪样或脓性黏液样性质的痰液为合格标本,痰量为 3~5 毫升。

③ 痰标本的保存和输送:痰标本容器密封,勿倒置,严防痰液外溢。不能立即做分离培养的痰标本,需置 4℃ 冰箱保存,防止痰液干涸或污染。

怎样看懂痰检报告

在显微镜淡蓝色背景下,抗酸杆菌呈红色,其他细菌和细胞呈蓝色。但是具有抗酸性的不仅仅是结核杆菌,自然界具有抗酸性的细菌达百余种之多,就是正常人的口腔中也含有这类抗酸菌,而能引起人类患病的致病菌只有结核杆菌、麻风菌和部分非结核分枝杆菌(如最常见的有鸟分枝杆菌复合群、堪萨斯分枝杆菌、瘰疬分枝杆菌和龟分枝杆菌等)。最终确定抗酸菌是结核杆菌还是其他的分枝杆菌,还需细菌培养和菌种鉴定才能证实。在没有进一步的细菌培养和菌种鉴定结果的情况下,痰涂片阳性时报告的细菌只能是抗酸菌,不能直接定为结核杆菌。当然,痰涂片抗酸菌阳性,除极少数为非结核分枝杆菌外(大约4%),绝大部分是结核杆菌,可靠性在95%以上。痰检报告上会有抗酸杆菌(-)、(1+)、(2+)、(3+)、(4+)等。抗酸杆菌(-)一般来说该病人没有传染性或传染性很小。阳性程度越高,传染性越强,病情相对也越重。

反复查痰菌阴性就能排除结核病吗

痰菌(培养)检查是诊断肺结核的金标准,但在临床上痰菌阳性的病人只占1/3,也就是说大约有2/3的肺结核痰菌是阴性的,说明目前检测痰菌的手段还比较落后。所以痰菌阴性不能排除结核病。

结核杆菌快速培养技术诊断结核病有哪些优缺点

20世纪70年代诞生的结核杆菌快速培养系统是一种新的结核病细菌学检查方法。以 BACTEC TB460 为代表的第一代快速培养系统的基本原理是测定分枝杆菌的代谢产物,其所使用的为 7H12B 液体培养基,在这种培养基中分枝杆菌漂浮在液体表面,摄氧更为充分,生长繁殖也较快。分枝杆菌经过数个增殖周期后代谢所产生的中间产物可使培养瓶中放射性 ^{14}C棕榈酸底物产生带有放射性的 $^{14}CO_2$,通过 BACTEC 仪自动显示检测结果,以 GI 值表示。其主要优点之一是显著缩短分离培养、菌种鉴定及药敏试验结果报告时间。该方法涂阳病例阳性天数 9~14 天,药敏结果报告时间仅 6~9 天,较普通培养法可提早 3 周。存在的主要问题是液体培养基中无法观察菌落形态,且污染率高于罗式培养,并有放射性污染。以 BACTEC MGIT960 为代表的第二代解决了放射性污染问题,并保留了其快速的特点。BAC TALERT3D 是另一类快速培养系统,基本原理是通过分枝杆菌生长产生的 CO_2 代谢产物,培养瓶中颜色感应器由绿色变成黄色,仪器根据计算结果自动显示有无分枝杆菌生长。该方法检测结果与前者接近。这些方法虽为自动化,但仍需加强质量控制。对于仪器判断为阳性的样品,仍需进行涂片、染色、显微镜下找到抗酸杆菌后方能判定阳性。目前我国 BACTEC 系统、3D 系统所需的仪器、试剂、培养基等仍靠进口,且价格较为昂贵,限制了其临床应用。

结核病分子生物学诊断有哪些方法

结核病分子生物学诊断有以下方法:

① 聚合酶链反应(PCR):PCR 是一种体外核酸扩增技术,可在短时间内选择性地将靶 DNA 扩增百万倍以上,能快速地找出各种临床标本中的结核杆菌。PCR 主要用于结核病的诊断、菌种鉴定、耐药基因的检测、流行病学调查等。其主要优点为敏感、特异、快速、简单。缺点主要是假阳性率较高。

② 基因芯片(gene chip):基因芯片技术是同时将大量的探针分子固定到固相支持物上,借助核酸分子杂交配对的特性对 DNA 样品的序列信息进行高效的解读和分析。它可用于基因表达谱的分析、突变的检测、基因测序和基因组文库作图等研究工作,同时在结核病的诊断和流行病学

调查等方面具有一定的价值。其缺点主要是特异性不强。

肺结核病人为何要定期检查肝功能

肝脏是人体最重要的代谢器官,它不但对蛋白质、糖、脂肪、维生素的合成、分解和储存具有极其重要的作用,而且是激素、药物、毒物等灭活和解毒的主要场所。当肝脏受到各种致病因素(外源的或内在的)和药物作用时,肝脏结构和功能均可受到不同程度的影响。很多抗结核药物如异烟肼、利福平、吡嗪酰胺等,均通过肝脏代谢,过多的药物可加重肝脏负担,影响肝功能,甚至引起肝损伤。实验室检查早期血清丙氨酸氨基转移酶(旧称谷丙转氨酶)可升高,也可有胆红素升高,严重者有出现黄疸和中毒性肝炎的可能。因此,肺结核病人在应用抗结核药物过程中应经常观察肝功能的变化。

肺结核病人检查红细胞沉降率有何意义

红细胞沉降率是一种敏感而简易的检查方法。红细胞沉降率虽然不是结核病的特异性反应,但在临床上常把红细胞沉降率加速作为判定结核病变活动性的重要依据之一。一般说来,活动性肺结核病人红细胞沉降率增快(正常人红细胞沉降率在20毫米/小时以内),但不是所有的活动性肺结核病人的红细胞沉降率都一定增速,早期轻度活动性肺结核病人红细胞沉降率可以正常。红细胞沉降率在急性渗出性肺结核、渗出性胸膜炎等疾病中可显著增快。通过治疗,随着病情的改善和稳定红细胞沉降率可逐渐恢复正常。当病情恶化时红细胞沉降率又可增快。在不少肺外结核病,如骨结核等时,其活动性的判断较为困难,红细胞沉降率也就成为判定病变活动性的重要指标。因此,患有结核病尤其是肺外结核病时医生往往要定期检查红细胞沉降率。

胸部X线检查常采用哪些方法

常说的胸部X线检查方法有3种。

① 透视:是胸部X线检查的最基本的方法,可同时观察器官的形态和动态,能随意转动病人,并在深呼吸的情况下确定病变的部位和性质,具有简便易行、结果迅速等优点。

② 摄片:在胸部疾病的诊断中占有重要位置。其优点是准确性较高,能发现较小病变和把病变形态长久记录下来,以利于前后对比。

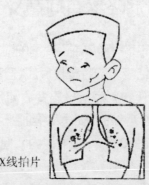

X线拍片

③ 特殊检查:高千伏摄影、体层摄影、支气管造影、荧

光缩影和放大摄影。

肺结核基本病变的 X 线会有哪些表现

肺结核基本病变的 X 线表现如下：

① 渗出性病变：表示病变处于进展活动阶段，表现为边缘模糊，界限不清，边缘周围密度较低，呈片状或云雾状阴影，也可称为早期浸润或软性病变。

② 增殖性病变：边缘较清晰，密度高，呈斑点状影像。有时其中可见钙化灶，表示病变处于稳定好转阶段。

③ 干酪样病灶：为结核病特有的病理改变，表现为密度较高、比较均匀、边缘清楚的斑块状阴影。干酪病灶易形成空洞和发生钙化。

④ 空洞：干酪病变液化，并经支气管排出而形成。表现为圆形或类似圆形的孤立薄壁空洞，边缘可有渗出性病变，这类空洞一般是新鲜空洞。如空洞壁薄，并随深吸气或咳嗽时增大，称为张力性空洞。有时病变中可见形态不一、大小不等、多发的、无明显洞壁的空洞，称为虫蚀样空洞，常见于干酪性肺炎。由于时间长而形成的空洞，表现为厚壁、形态不一并伴有大量纤维组织，称为慢性纤维空洞。

⑤ 钙化：密度高，边缘锐利，形态多样，为结核病变钙盐沉着所致，是结核病治愈过程表现之一。

纤维化：密度高，呈索条状阴影，也是临床治愈表现之一。

以上表现可单独存在，也可几种表现同时存在于一个病例。由于肺结核病变多慢性迁延，多种表现并存是其 X

线特征之一。

为什么不能单凭X线
胸片确诊肺结核病

X线胸片具有影像清晰、可长期保存、并有利于前后对比等优点，是诊断肺结核病、观察治疗效果及病程演变的重要手段。但许多肺部疾病可产生相同的影像，仅通过X线胸片往往容易造成误诊，即便是很有经验的专家有时也难以判断。而且X线胸片是表态观察，容易发生各种生理和病理影像的重叠，也使诊断和观察受到一定程度的限制。因此，单纯依靠X线检查是不能作为确诊肺结核依据的，必须结合临床表现、皮肤结核菌素试验和细菌学检查等才能确诊。

怎样科学解读X线片报告

绝大多数结核病病人，对于肺部结核病变的理解不是十分正确的。这也许是对自己的疾病过于关切的缘故吧。一旦发现肺部有结核病灶，思想上非常紧张，顾虑重重，千方百计想在短期内把病治好，治到肺部病变一点痕迹也没有，这种想法是不切合实际的。结核病不像肺部其他急性炎症那样在短期内就可以吸收消散的，在规则化疗的前提下，要经过相当长的一段时间病灶才能吸收或纤维化。结核病变的吸收、消散或被破坏组织的修复是靠机体的免疫能力来完成的，对于这一点，结核病病人也应有所认识。结核病变的演变过程一般比较缓慢，这次检查是这样（指有活动性），下一次复查还是"这样"，甚至再过几个月或一年仍

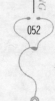

然是"这样"，治来治去变化不太大。这时千万不要着急，肺部病灶变化不大，只要没有临床表现，或者比治疗前症状有所好转，说明治疗还是有效的。一个有空洞且排菌的病人，只要坚持规则治疗，痰菌阴转，即使在疗程结束时空洞仍然存在的情况下，停药后空洞还能逐渐闭合、病灶吸收。

还有一种情况，病人就医心切，急于想了解自己确切的病情，拿了一张胸部片子请这个医院下个诊断，又请那个医院下个结论，请这位医生提看法，又请那个医师提意见。可是意见并不一致，一时拿不定主张，更找不到一个统一的化疗方案。这种做法是不必要的。

X线胸片病灶变化固然重要，但绝不能忽视了痰的细菌学检查。要科学地认识自己肺部病灶，在医生的指导下坚持完成治疗的疗程，结核病是可以治愈的。

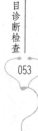

肺结核病人何时需 进行胸部 CT 检查

CT 是近 20 年来在我国广泛采用的一项新的检查手段，它是利用计算机将 X 线信号转化为图像再显示出来，可根据不同部位、不同器官和不同的检查目的的需要改变信号的强弱对比，产生不同的图像。它对病灶的密度分辨率高，图像清晰，可发现 X 线胸片不能发现的病变。在它的引导下还可对肺部的病灶进行准确的穿刺等检查。由于其价格较为昂贵，因此目前不作为首选检查。在下述情况下，CT 对肺结核病的诊断优于胸部 X 线胸片。

① 胸片上病变隐蔽，CT 检查可更好地显示胸锁关节重叠病变、心脏后病变及膈穹窿部病变。

② 肺结核球与外周型肺癌影像相似，CT 可进一步显

示其边缘与内部结构,对鉴别诊断有价值。

③ 显示浓密病灶中的小稀疏区或空洞较断层摄影更为敏感;对支气管扩张及狭窄支气管病变显示较好。

④ 早期粟粒型肺结核显示较胸片为早且影像清晰、可靠。肺结核过程中肺门及纵膈淋巴结病变的显示优于普通断层摄影。

⑤ 对少量胸腔积液、脓胸、脓腔以及支气管胸膜病变显示较佳。广泛肺结核病变应用 CT 可清晰分辨肺内病变、胸膜病变及纵膈病变。

⑥ 对胸壁结核 CT 显示软组织及骨骼较佳。有助于结核性肺不张与癌性肺不张的鉴别。

胸部 CT 检查正常能排除肺结核病吗

CT 是目前在没有细菌学依据的情况下对肺结核的诊断有着极大参考价值的检查,但是胸部 CT 也有它的局限性。血行播散性肺结核早期、部分气管支气管结核、肺外结核等都可以显示胸部 CT 检查正常,所以"胸部 CT 检查正常"不能排除结核病。

肺结核病介入诊断有哪些方法

目前,结核病介入诊断的方法主要有:

① 支气管镜检查:支气管镜特别是纤维支气管镜(简称纤支镜)在肺部疾病诊断和治疗中的价值越来越受到人们的重视。纤支镜检在肺结核诊断方面的作用也进行了较

为深入的研究,为结核病的诊断开辟了新途径。

② 经支气管镜肺活检(TBLB):目前认为,TBLB 对肺部弥漫性疾病以及肺周缘性结节等病变的诊断具有重要价值。其适应证为:a.双肺粟点样阴影经其他方法未得到确诊者。b.肺周缘性孤立性肺结节或球形影,诊断不明者。

③ 支气管肺泡灌洗术(BAL):该技术是通过对支气管肺泡灌洗液(BALF)细胞、蛋白、脂质、酶类和激素成分的研究以及细菌学检查来了解肺脏的功能、发病机制,并用于肺部疾病的诊断,而通过对 BALF 中结核杆菌涂片、培养、DNA、结核抗原、抗体和免疫复合物等进行检测来诊断肺结核病。

④ CT 引导下经皮肺穿刺活检技术(Percutaneous needle lung biopsy, PNLB):是肺部病变的一种重要检查方法。很多肺部病变,特别是弥漫性和结节性病变,经一般实验室检查方法而不能确诊者,最后常需借助于 PNLB。主要方法有针刺吸引和经切割针获取活检组织等,可进行抗酸染色和培养来诊断肺结核病。

什么是肺结核病的免疫反应

结核杆菌进入肺泡后被肺泡巨噬细胞吞噬,结核杆菌及其碎屑、补体等吸引更多的巨噬细胞及中性粒细胞向局部聚集,形成早期病灶。经过 2~4 周后,机体产生两种形式的免疫反应,即细胞介导免疫(CMI)和迟发性变态反应(DTH)。结核病的免疫反应是一把"双刃剑",抗结核免疫力(CMI)是起保护性作用的,主要是 T 淋巴细胞介导的巨噬细胞免疫反应。CMI 使机体在感染结核杆菌后可以免于发病或者发病后病变趋于局限。DTH 是机体感染结核杆菌后对细菌及其产物的一种超常免疫反应,也由 T 细胞介导,巨噬细胞作为效应细胞,属于迟发型变态反应类型。DTH 有利于预防外源性结核杆菌再感染和在局部器官杀灭血源播散性结核杆菌。但在大多情况下,DTH 对机体是有害的,可引起细胞坏死和干酪化,造成组织损伤。

结核抗体对肺结核病诊断有何价值

结核抗体是人感染结核分枝杆菌后体内 B 淋巴细胞产生的免疫球蛋白,称体液免疫。结核病的体液免疫最初反应是 IgM 的增高,随后是 IgM 的持续增高;结核杆菌是典型的胞内菌,主要定植于肺部巨噬细胞内,其所激发的 T 细胞反应是结核病的细胞免疫反应,细胞免疫对结核病有防御作用,而体液免疫虽无防御作用,但它在调节抗结核免疫反应中的作用,以及用作结核免疫诊断技术的价值仍然受到人们的关注。活动性结核病时细胞免疫功能受抑制而降低,体液免疫功能则升高;当结核病好转或稳定时,细胞免疫作用上升,体液免疫作用下降。随结核病情的变化,两种免疫作用呈交叉倒置现象的变化。

结核抗体检测技术为结核病的快速辅助诊断提供了新的实验检测方法。但目前这些方法的特异性和灵敏度有些不足,常出现假阴性和假阳性反应。因此,抗结核抗体的检查只能作为参考。两种以上检测抗结核抗体的方法联合应用可获得更高的阳性率,结合 PPD 试验及临床症状、体征等综合分析,可能真正体现抗结核抗体方法对结核病的诊断价值。

目前常用的结核抗体是以 PPD 抗原、LAM 抗原、ESAT6 抗原及 38KDa 蛋白、30KDa 蛋白、14KDa 蛋白等抗原测定的相应的结核抗体。目前结核抗体检测主要针对 IgG 类型，常采用酶联免疫吸附试验（ELISA）方法，阳性率在62.0%~94.7%，特异性为91.2%~94.0%。接种卡介苗、结核感染者、有结核病史、非活动性结核与活动性结核检测抗结核抗体虽然都可呈阳性反应，但它们的阳性值高低不同，不能认为凡是阳性就是活动性结核病，只有比临界值更高的才有辅助诊断活动性结核的意义。

什么是结核菌素试验

结核菌素是由结核杆菌培养滤液所制成的一种试剂，通过在人体皮内注射一定剂量的结核菌素来测定人体是否受过结核杆菌的感染，此为结核菌素皮肤试验。人体对结核杆菌的免疫力可因自然感染或由接种卡介苗人工获得。

机体在感染结核杆菌的同时可产生对结核蛋白的过敏反应。若此时进行结核菌素皮肤试验，结核菌素进入已受感染的机体时，在注射部位产生变态反应，形成硬结肿块，结核菌素试验即为阳性反应。阳性反应的大小一般表示机体变态反应的强弱，并不代表结核病病情的轻重。如果未感染结核杆菌的机体，则结核菌素试验呈阴性反应。一旦体内产生获得性免疫力和变态反应以后，结核菌素试验即转为阳性反应。

结核菌素试验阳性，说明人体已感染结核杆菌或接种过卡介苗，但并不代表就是患了结核病。其中一般阳性与弱阳性的临床意义基本相同。在我国这样一个疫情较重的国家，结核杆菌感染率较高，又加上大部分城市人口接种过卡介苗，故一般阳性者不能诊断结核病有活动性。只有 3

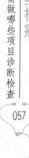

岁以下儿童未接种卡介苗（即使胸部 X 线正常）才表示体内有活动性结核的可能。对结核病的诊断最有帮助的是强阳性结果，强阳性反应表示体内肯定受到感染，提示体内可能有活动性病变，需进一步检查或定期随访。年龄越大，结核杆菌自然感染率越高；年龄越小，自然感染率越低，结核菌素试验诊断价值也就越大。

结核菌素试验反应越强是否意味着体内结核杆菌越多

许多病人经常向医生询问：我的结核菌素试验强阳性是否说明我体内的结核杆菌有很多，别人反应弱，是否意味着他们体内的结核杆菌比我少？其实，结核菌素试验结果并不代表病人体内结核杆菌量的多少或病情的严重程度。结核菌素试验的强弱是由机体对结核杆菌感染的反应性强弱决定的，它只反映体内有结核杆菌的感染，而与感染菌量多少无关。一般与感染时间的早晚也无关。结核杆菌感染后的最初 4~8 周内，机体免疫反应尚未形成时结核菌素试验也可阴性；重症结核病结核菌素试验也可为阴性反应；有一种"无反应性结核病"体内有大量结核杆菌，但结核菌素试验可以始终是阴性。在应用类固醇激素等免疫抑制剂治疗过程中感染结核杆菌的病人，随着药量的增加和时间的延长，结核菌素试验可逐渐减弱直至由阳性转为阴性。还有一种情况，皮肤局部反应在皮试后数小时内便出现，且往往伴有全身反应如发热、淋巴管炎等。这种情况并非结核菌素试验的真实反映，而是对结核菌素的过敏反应。应将此种情况与结核菌素试验后正常的皮肤反应区分开。

肺结核会有哪些基本病理改变

肺结核的基本病理改变主要有3种：

① 渗出性病变：主要表现为组织充血水肿与中性粒细胞、淋巴细胞、单核细胞浸润和纤维蛋白渗出。渗出性病变常常是病变组织内菌量多、致敏淋巴细胞活力高和变态反应强的反映。

② 增生型病变：典型表现为结核结节。其中央是巨噬细胞衍生而来的郎罕氏巨细胞，周围由巨噬细胞转化来的类上皮细胞成层排列包绕，在它的外围还有淋巴细胞和浆细胞散在分布和覆盖。增生型病变的另一种表现为结核性肉芽肿，是一种弥漫性增生型病变，多见于空洞壁、窦道及其周围和干酪坏死灶周围。增生型病变中结核杆菌极少，巨噬细胞处于激活状态，反映了保护性细胞免疫力占据主导地位，病理上呈稳定状态。

③ 干酪样坏死：先为组织混浊肿胀，继而细胞质脂肪变性，细胞核破裂、溶解，直至完全坏死。干酪样坏死病灶可能稳定多年不变，其中结核杆菌不多。但是如果人体免疫力降低，出现剧烈的迟发性过敏反应，促使干酪坏死灶液化，经支气管排出即形成空洞，其内壁及引流物含有大量代谢活跃、生长旺盛的细胞外结核杆菌，成为支气管播散的来源。

由于机体反应性、免疫状态、局部组织抵抗力的不同，入侵菌量、毒力和感染方式的差别，以及治疗措施的影响，3种基本病理改变可以互相转化、交错存在。

病理结果倾向结核该怎么办

病理学检查是诊断结核病的一项可靠的方法。病理检查分细胞学和组织学，近年免疫病理学、分子病理学日新月异。组织学检查俗称"活检"，发现典型的结核性肉芽肿，可以明确结核病；当病变不典型时，常常报告"倾向结核"。需要进一步寻找证据，支持或排除结核病，可以结合一些辅助检查手段。比如红细胞沉降率、抗结核抗体、PPD、ADA等。如果检查后仍然倾向结核，在没有禁忌的情况下可以诊断性抗结核治疗，随时观察治疗反应。

何谓疑似肺结核

在门诊时，经常会听医生讲怀疑肺结核，或从胸片上看像肺结核，其实医学上称之为疑似肺结核。常把肺结核分为确诊病例、临床诊断病例和疑似病例。

确诊病例：包括：a. 痰涂片检查阳性的肺结核；b. 痰培养阳性的肺结核；c. 肺部病变标本病理学诊断的肺结核。

临床诊断病例：包括3次痰涂片检查阳性，胸部CT或胸片检查显示与活动性肺结核相符的病变，且伴有咳嗽、咳痰、咯血等肺结核可疑症状，结核菌素试验强阳性，抗结核抗体检查阳性，有肺外组织病理检查证实为结核病病变者。还有疑似肺结核病例经诊断性治疗或随访观察可以排除其他肺部疾病者。

疑似病例：包括 a. 有肺结核可疑症状的5岁以下儿童，同时有与涂阳肺结核病人密切接触史，或结核菌素试验强阳性。b. 仅胸片或胸部CT检查显示与活动性肺结核相符的病变。

当胸片或胸部 CT 检查考虑肺结核时，仅表示发现的病灶与结核性病灶相像，尚不足以诊断肺结核，大多数需要与肺部普通炎症等疾病来鉴别。如果医生告诉你怀疑肺结核或疑似肺结核，首先可以做痰检，痰中找到结核杆菌，结核杆菌培养阳性才是确诊肺结核的金标准。如果没有痰，或者反复痰检找不到结核杆菌，可以考虑先抗炎治疗 2~4 周，然后再次评价。同时诊断肺结核还可以参考 PPD、抗结核抗体、红细胞沉降率等。对相关疾病的排除也可以帮助诊断肺结核。

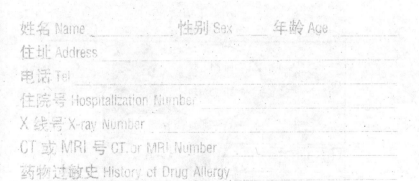

肺结核病人

应掌握

哪些基础医学知识

姓名 Name _____ 性别 Sex ___ 年龄 Age _____

住址 Address _____

电话 Tel _____

住院号 Hospitalization Number _____

X 线号 X-ray Number _____

CT 或 MRI 号 CT. or MRI Number _____

药物过敏史 History of Drug Allergy _____

❧ 什么是结核病 ❧

结核病俗称"痨病"或称"肺痨",是一种慢性传染性疾病。其致病元凶是一种叫作结核杆菌(也称结核分枝杆菌或结核菌)的病原体。它不受年龄、性别、地区、种族、职业的影响,男女老少皆可患病。结核病可发于身体的各个部位,结核病发生在什么器官,就叫作这一器官的结核病,如脑结核、肺结核、肠结核、肾结核、骨结核、子宫内膜结核等。结核杆菌侵入人体后医学上称结核感染。感染者并不都会发病,只有在机体抵抗力降低,和(或)侵入细菌量多时才会发病。由于结核杆菌主要通过人的呼吸道传播,所以结核病以肺结核最多见,95%以上的人类结核病的原发病变发生于肺。

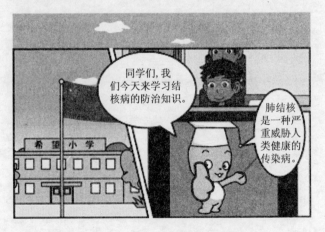

❧ 为什么说结核病是 一个公共卫生问题 ❧

结核病对人类的危害由来已久,是伴随人类历史最长的疾病之一，可以说有人类就有结核病。1904 年在德国出土的新石器时代（公元前 5 000~10 000 年）人的颈椎骨化石，就发现有结核病变的存在。古埃及 24 王朝金字塔的木乃伊中发现脊椎结核病。我国马王堆出土的西汉女尸上也发现肺结核病。国外有关结核病的首次记载是在希腊时代，认为结核病是传染性疾病。我国医史中有关结核病的最早记载，有内经所载"虚痨"之症。人们不会忘记，19 世纪初令欧洲人谈之色变造成数百万人死亡的"白色瘟疫（The White Death）"。当时，随着工业革命的兴起，在不良的工作和生活条件下，结核病的发病人数大为增加，又没有治疗方法与药物，大批病人死亡，在人类历史上演绎了一幕幕悲剧。音乐家莫扎特、肖邦，诗人济慈、拜伦、雪莱，作家契诃夫、斯蒂文森等，都是因结核病而死亡的名人。作为中国人更不应该忘记帝国主义列强曾经将我们视为"东亚病夫"的国耻。这都说明结核病不仅仅给人们的生命财产和社会经济的发展带来巨大的影响，同时也与国家的兴衰及民族的尊严息息相关。尽管经过全世界各国政府和医务人员不懈的努力，结核病的防治取得了关键性的突破与进展，但在全球特别是发展中国家，结核病仍是目前威胁人类生命健康的主要传染性疾病。

据世界卫生组织（WHO）估算，目前全世界 1/3 人口已感染结核杆菌，约 20 余亿人，现有约 2 000 万结核病人，每年另有 800 万人新染此疾。全球每天有 8 000 人，每年有300 万人死于结核病，占传染病死亡顺序的第一位，占全死因顺序的第五位。结核病已成为全世界成人死亡的主要疾病之一。WHO 指出，目前不管是发达国家还是发展中国家都出现结核病流行的再回升。在非洲爱滋病（AIDS）高流行的几个国家结核病人数明显增多。美国在 1985 ~

1992 年病例增加 20%,意大利 1988~1992 年之间病例增加 27%,瑞士在 1986~1990 年之间病例增加 33%。目前世界上结核病最多的国家是印度、中国、孟加拉、巴西、尼日利亚和越南等发展中国家。为此,早在 1993 年 4 月 23 日,在英国举行的结核病项目协调咨询评审会上,WHO 有史以来第一次以一种疾病宣布"全球结核病处于紧急状态"。

为什么说我国是结核病的高负担国家

结核病在我国是一个严重的公共卫生问题,是我国重点控制的重大疾病之一。我国也是全球 22 个结核病高负担国家之一,结核病人数位居世界第二位。1979 年全国结核病流行病学调查统计,全国有活动性肺结核 717 万人,其中排菌病人为 187 万。到 1990 年全国再次调查统计显示,我国仍有活动性肺结核 523 万人,其中排菌人数达 134 万。从 2000 年流行病学调查结果来看,我国约 5.5 亿人感染了结核杆菌,而受结核杆菌感染的人群有 10%的人发生结核病。据估算,我国现有活动性肺结核病人 450 万,传染性肺结核病人高达 200 万。目前每年约有 13 万人死于结核病,结核病死亡的顺位虽已降至第 9 位,但结核病死亡仍是其他各种传染病和寄生虫病死亡总和的 2 倍。尽管患病率有所下降,但由于人口增长,结核病人的绝对数反而较前增多。结核病目前在我国流行甚广,是一种严重影响人民生命健康的常见病、多发病。

为什么结核病又死灰复燃

20 世纪全球结核病流行经历了 3 次回升,第一次回升是第一次世界大战期间,第二次回升是在第二次世界大战期间,第三次回升是在 80 年代中期至 90 年代。造成全球结核病死灰复燃有以下 4 个主要原因:

① 人类免疫缺陷病毒(HIV)感染与爱滋病(AIDS)急剧流行:HIV 感染与 AIDS 流行加剧了结核病的传播和疫情,导致了结核病在全球的大流行。

② 人口增长与移民:世界人口快速增长,战争、劳工、留学等原因造成人口的大流动,加速了结核病的传播。

③ 全球忽视结核病的控制:20 世纪 40 年代后,多种抗结核药物相继出现,结核病成为可治之症,在 80 年代初甚至认为在世纪末可以消灭结核病。过度的乐观导致了疏忽,全球尤其是发达国家在结核病流行情况下降后,忽视了对结核病的控制工作,使国家结核病控制规划削弱,投入减少,机构取消,结果导致结核病疫情的全面回升。

④ 耐多药结核病例增多:化疗管理不善、病人不规律用药、HIV 感染流行等导致耐多药结核病例增多,这些肺结核病人将耐多药结核杆菌传染给他人,导致无可救药的严重结核病流行,加重了结核病的疫情。

何谓"3·24"

尽管人类在同结核病的漫长斗争中积累了较为丰富的经验,取得了卓著的成就,然而,结核病仍然是所有传染病中威胁人们生命健康的头号杀手。鉴于全球结核病疫情有明显的回升趋势,WHO 于 1996 年致函各国政府,建议将每年的 3 月 24 日作为"世界防治结核病日"。

这也同时是为了纪念德国科学家柯赫(Koch)对于结核病研究的杰出贡献。1882 年 3 月 24 日在柏林生理学会晚会上,柯赫发表了历史性的报告,将结核病的罪魔——结核杆菌公诸于世人。结核病之谜的破获标志着结核病细菌学的诞生。柯赫的发现燃起了人们摆脱结核病阴影的多年期盼和热情,随之掀起结核病学奠基时代的研究高潮。

"3·24世界防治结核病日"是遍及全世界的大规模防治结核病的宣传、教育活动日,是争取各级政府重视、社会各界广泛参与的良好时机。"3·24"利用广播、电视、报纸等新闻媒体开展宣传,使广大群众了解全球及我国结核病形势的严重性和防治工作的紧迫性。每年活动都有一个明确的宣传主题,并组织专家开展科普讲座、义诊和咨询活动,普及防治知识、提高群众的自我保健意识和能力。

结核病是怎样进行传播的

结核病是由结核杆菌侵入人体而引起的。结核病的病原体是结核杆菌,它主要通过呼吸道经空气进行传播。但并非所有肺结核的病人都可将自身的结核杆菌传染给他人。只有排菌的肺结核病人才具有传染性(或称开放性),才可将结核杆菌排入空气之中,传染给周围人群。

结核杆菌通过呼吸道传染主要有飞沫传染和尘埃传染两种。当咳嗽、打喷嚏或大喊大叫时,从病人口腔中喷射出很小的含有细菌的痰液来,这种很小的痰液叫作飞沫。含菌的飞沫在空气中可停留多时,这时如果健康人离病人很近,就可能把含菌的飞沫吸入肺内而受到传染,这种传染叫飞沫传染。另外,如果病人把含菌的痰吐在地上,痰干燥后,结核杆菌就会附在尘埃上,遇到刮风或打扫地面的时候,含菌的尘埃飞扬起来。如果吸入肺内就有可能受到传染,这种传染方式叫尘埃传染。

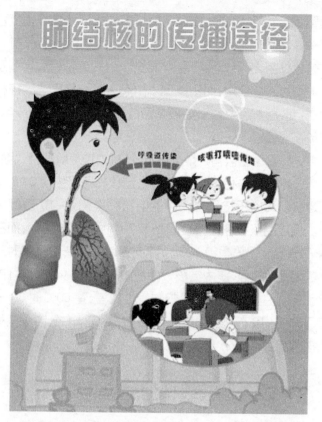

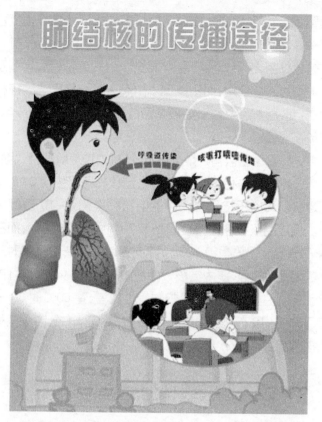肺结核的传播途径

　　结核杆菌也能通过消化道传播。痰里有结核杆菌的病人吃剩的食物上或用过的碗筷上可能沾染结核杆菌，吃了病人剩余的食物或用了病人没有刷洗消毒过的碗筷，也有受感染的可能，可引起肠结核、腹膜结核等，这些方式叫作饮食传染和接触传染。此外，饮用未经煮沸消毒的牛奶也可感染上结核杆菌。

结核杆菌有哪些特性

　　结核杆菌属裂殖菌纲、放线菌目、分枝杆菌科、分枝杆菌属。在分枝杆菌分类中,结核杆菌属结核分枝杆菌复合群,包括结核分枝杆菌(以往称之为人型结核分枝杆菌)、牛分枝杆菌、田鼠分枝杆菌和非洲分枝杆菌。人型、牛型及非洲型对人体致病,而田鼠型不引起人类结核病。结核杆菌属抗酸菌。当对含有结核杆菌的痰液进行特殊的染色,并放在显微镜下检查时,细菌呈现红色。

结核杆菌因含有大量类脂质,抵抗力较一般细菌为强。一般在常温室内和暗处的干痰内,结核杆菌可生存 6~8 个月之久。飞扬于空气尘埃中的结核杆菌需 8~10 日才死亡。痰内结核杆菌在直接阳光下 2 小时就可被杀死,而在紫外线照射下仅需 10~20 分钟即被杀死。结核杆菌对干热的耐受性较强,痰内结核杆菌在 100℃需 4~5 分钟才能被杀死。结核杆菌对湿热的耐受性较差,在 60℃时 30 分钟、70℃时 10 分钟、80℃时 5 分钟、95℃时 1 分钟可杀死结核杆菌。

吸入了结核杆菌就会感染吗

人的鼻腔弯曲,并有黏液,带菌的大粒子往往在鼻腔被截留。上呼吸道黏膜对结核杆菌有较强的保护能力,这是因为黏膜表皮细胞生长微密纤毛,此纤毛上皮有很强的功能,每分钟向咽喉方向摆动数百次之多,其表面覆有一层薄的黏液膜,以每分钟数毫米至数厘米的速度向咽喉输送异物,带菌的飞沫粒子通过了鼻腔与空气一同进入数十条弯曲的支气管,碰撞在支气管黏膜上为支气管黏膜所捕捉,向咽喉方向移动,被咳出或无意被咽入消化液杀死或随粪便排出,保护了健康。过于小的飞沫核如小于 3 微米的粒子往往又随空气飘浮而不易降落至肺泡。只有少数 5 微米左右的带菌飞沫核才能通过小支气管,抵达没有纤毛的细支气管及肺泡,才有可能形成感染。有研究发现,与痰涂片阳性病人接触的 5 岁以内儿童,结核菌素试验阳性率是65%,但仍有1/3 的儿童未被感染。一方面说明儿童接触者感染机会很大,另一方面也说明即使吸入结核杆菌,感染也未必产生。

结核杆菌感染与发病有何关系

当结核杆菌侵入人体后并不一定都发病,发病的只是少数人。据报道,人在感染结核杆菌后一生中有5%~15%发病,这常因时因地因不同人群而异。人若机体抵抗力强、细菌数量少、毒力低,能将结核杆菌包围或消灭,可以不发病,这种人仅呈现过敏反应,叫作结核菌素试验阳性。然而肺部正常,也无肺外活动性结核,故称为"结核感染"。若结核杆菌侵入机体数量多、毒力大,而被感染者抵抗力弱,不能将结核杆菌消灭,反而不断繁殖,使机体各器官或组织出现病理损害,形成活动性病灶及一系列结核中毒症状,在临床上称为发病。另外,从结核杆菌感染到机体发病,还需要有一定的时间过程。自感染到发病的时期(即潜伏期)长短不等,有的感染后不久就发病,有的经多年甚至几十年后才发病。

结核病的发生主要取决于两个方面,一是结核杆菌的致病能力;二是机体的防御和免疫力。结核杆菌是分枝杆菌属中对人类致病的主要病原菌。不同菌株致病力不同,其中以人型结核杆菌感染发病率最高,占结核病人的90%左右,其次为牛型结核杆菌,占3.8%~16%。机体的免疫力则取决于人的营养健康状态和遗传因素等。营养不良、糖尿病及硅沉着病（矽肺）病人易患结核病。青春期是结核病的好发年龄。妊娠期也是结核病的好发时期。近年来发现，老年人机体免疫力降低，也易发生结核病。爱滋病病人中，结核病发病率明显升高。

总之，受结核杆菌感染者绝大多数不会发病，只有极少数感染者尤其是在身体抵抗力降低的情况下才会发病。

结核病流行主要通过哪些环节

结核病流行的主要环节为传染源、传播途径和易感人群。传染源排出结核杆菌经过一定的传播途径，传染给健康人，其中少数被感染者发病成为新的传染源，再传染。如此循环反复，形成流行。

传染源：主要是指患继发性肺结核的排菌者，一般认为大量排菌的涂片阳性病人是主要传染源。

传播途径：结核病的主要传播途径是经呼吸道飞沫传染，病人咳嗽咳出的带菌飞沫被易感者吸入后可造成新的传染源。此外，也可通过被结核杆菌污染的食物或食具为媒介传给他人。

易感人群：感染结核杆菌以后，少数人因机体抵抗力减弱有可能发展为结核病，这一部分人叫结核病的易感人群。人体对结核病的抵抗力有两种：一种是非特异性；一种是特异性。非特异性抵抗力与人的生活条件有密切关系。特异性抵抗力是人体受到小量或毒性较低的结核杆菌感染后产生的特异性抵抗力，表现为结核菌素试验阳性或弱阳性反应。结核病的易感人群主要有：a. 自然感染的结核菌素试

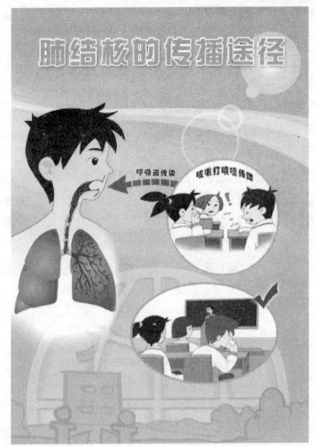

验阳性者,主要为儿童与青少年。b. 家庭内结核病人接触者,如排菌病人家庭内已被感染或尚未被感染的儿童。c. 老年人。d. 妊娠期妇女。e. 长期接受大剂量皮质激素或免疫抑制剂治疗者。f. 从偏僻乡村刚入城市的新兵,大、中专学生和打工者。g. 存在严重的基础疾病如硅沉着病(矽肺)、糖尿病、爱滋病、营养不良者、精神受到严重创伤者等。

　　一个痰结核菌阳性病人,在不接受化疗或不采取其他预防措施的情况下,在一年内可使周围人群 10~20 个人感染上结核杆菌。因此,一个结核病病人尤其是开放性肺结核病人,不仅本人受疾病之痛苦或影响劳动力,而且还是一个传染源,直接威胁着与其接触的健康人。

在结核病流行的 3 个环节中,最主要的是传染源,控制和消灭了传染源,也就去除了流行环节中的首要因素。治疗是控制和消灭传染源的首要措施。治疗好一个开放性肺结核病人不仅保护了一个劳动力,也为社会消除了一个传染源,为社会人群增加了一份安全感。目前,不少发达国家把结核病的治疗提高到公共卫生措施的高度,其费用由各级财政负担,这样做是很有远见的。值得欣慰的是,我国对于符合有关政策的结核病也实行了免费医疗,尤其可喜的是最近对耐多药肺结核病也在试点实行免费医疗。

当然,其他两个环节也不可忽视,也应该进行必要地阻断与干预。

哪些生活习惯与结核病传播有关

生活习惯与结核病的传播有着密切的关系。良好的卫生习惯可以使结核病的传播大为减少。一个排菌的肺结核病人,一次咳嗽可喷出含结核杆菌的微粒约 3 500 个,大声说话一分钟约喷出微粒 600~700 个,一次喷嚏播散到空气中的含菌微粒约可高达 100 万个,每毫升痰液中可含有 10 万个以上的结核杆菌。因此,要加强对结核病人的健康教育,作为一个病人也要养成良好的卫生习惯,不要随地吐痰,不要近距离对人高声说话,咳嗽、打喷嚏时要用手帕捂住口鼻,以免含菌飞沫在空气中飘舞。健康人在与咳嗽、咳痰、打喷嚏者接触时也要主动注意避免含菌飞沫的吸入。

结核杆菌也可通过消化道传播。排菌的结核病人咳嗽

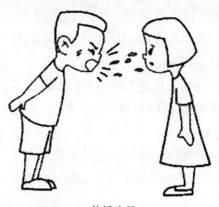

传播途径

有痰时,不要把痰直接咽下;家里有传染病人时,用餐时最好采用分食法,因为病人在吃东西的时候,有可能把含有结核杆菌的痰液黏在食物和食具上面;健康人如使用病人吹过的口琴、笛子、喇叭等,也有可能受到传染,所以最好不要随便使用他人的用具,特别是肺结核病人的用具;有些人喜欢接吻或口对口地给孩子喂食。如果是病人,又有这样的习惯的话,应加以改进,以免连累他人及孩子。

哪些人最易患肺结核病

① 咳嗽,咳痰或痰血,咯血2周(3周)以上,可伴有纳差、发热、消瘦、乏力、盗汗,或者胸痛、气短。

② 既往有肺结核或胸膜炎史未治疗或者未认真治疗。

③ 有与传染性结核病人密切接触者,如父母、近亲、近邻、同室、同班、同组有肺结核或类似肺结核症状者。

④ 有可疑肺结核症状或肺外结核,如胸廓内陷、泡性结膜炎、结节性红斑、肛瘘,或存在脊椎关节、肾与附睾、颈腋淋巴结;脑膜、心包膜、腹盆腔任一部位的结核。

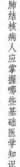

⑤ 有某些结核病易患因素者:糖尿病、矽肺、肝肾病、胃切除后,产褥期女性,60 岁以上老人,淋巴瘤、白血病、爱滋病或爱滋病感染者。

⑥ 有某些结核病诱发因素者,如哮喘、肿瘤、脏器移植、胶原病或变态反应性疾病有长期使用皮质激素或免疫抑制剂者。

⑦ 结核菌素新近阳转的儿童与医院护士。

⑧ 移民,新入城市的打工者,就业者,高中、大学毕业班学生。

何谓结核病的原发感染、内源性复发和外源性再感染

① 原发感染:指首次接触结核病人,并吸入小于 5 微米的含结核杆菌飞沫核所引起的感染。含菌飞沫核可通过气管、支气管黏膜－纤毛防御屏障达到终末肺泡,在那里结核杆菌开始生长繁殖,并形成最初的肺结核病灶。这种病灶往往较小,难以用肉眼观察到,病人也常常没有任何症状。在原发感染后 4~8 周后机体产生了免疫反应。在大多数情况下,免疫反应可阻止结核杆菌的播散,但可能会有少量的休眠菌存留下来,此时结核菌素试验阳性。少数人由于免疫反应不足以阻止结核杆菌的生长繁殖,机体可在几个月内发病。

② 内源性复发:有少部分人身体内结核杆菌可潜伏数年甚至数十年。当机体因各种原因造成免疫力减弱时,初染后潜伏的尚未愈合的原发灶及其早期血行播散病灶又重新活动而发病。

③ 外源性再感染:少数因与开放性肺结核病人长期接

触而重新感染结核杆菌而发病。

肺结核病是怎样发生的

易感人群吸入带有结核杆菌的飞沫核后,部分飞沫核能成功地通过支气管、小支气管,抵达无纤毛的微小支气管及肺泡膜,这时宿主还未建立免疫,在此结核杆菌缓慢地为郎格汉斯巨细胞所吞噬,但并不被机体的免疫细胞所杀死,反而结核杆菌还可在细胞内大量繁殖,并造成郎格汉斯巨细胞破裂死亡,这时结核杆菌就生存于细胞外的环境中。部分结核杆菌不愿长期呆在肺部,而通过淋巴管播散到附近的淋巴结,也可通过血管播散到更远的器官或组织。初次感染后机体可逐渐获得免疫力限制结核杆菌的传播和繁殖,大多数人自愈而不发病,少数机体免疫力较低不足以抑制结核杆菌的生长和繁殖,就会发生结核病。

肺结核病会遗传吗

结核病是一种慢性传染性疾病,不是遗传性疾病,但有一定的遗传易感性,父母可将对结核病的易感性遗传给子女。有的家庭中同时有几个结核病人,主要是由于家庭中存在传染性肺结核病人,咳嗽的飞沫中有结核菌,家人密切接触相互传染,再加上遗传易感性,易患结核病。

怎样及早发现肺结核病

肺结核病的起病一般比较缓慢,自觉症状也比较轻微。有部分病人在不知不觉中偶然发现得了肺结核病,才吃了一惊！甚至有少数病人结核病变已广泛，有了肺空洞或者痰中带血、大咯血才发现得了结核病。那么怎样尽早知道自己得了肺结核病呢？这是大家所关心的问题。下面提几点意见，供大家参考。

① 了解周围有没有肺结核病人，特别是排菌的肺结核病病人：进一步明了与病者的关系、交往的密切程度，是否有经常在一起交谈、用餐等习惯；特别是病者的亲属、子女因感情关系，不注意隔离。这一类人容易患肺结核病。

② 注意自己健康状况的变化：上面讲到，结核感染并不等于一定发病，一旦抵抗力降低，体内原发性感染的结核病灶容易活动起来，形成肺结核病。在病后的恢复期，大手术后体质虚弱、糖尿病病人、矽肺者或因其他疾病长期使用激素治疗者都易引起肺结核的发病。

③ 了解肺结核病发病时的主要症状：据调查70％的肺结核病病人或多或少有些自觉症状，这一点要充分重视。一旦发现工作精力不足、易疲乏、无力、消瘦、胃口不振等体虚表现，加上感到全身不适、下午全身灼热感、面颊潮红、夜间出虚汗以及慢性咳嗽（连续咳嗽两周以上）、胸部闷胀或有疼痛时，必须立即就医，查明原因。结核病的早期或复发前期常出现上述症状，但易被认为因气候变化、过度劳累或感冒所致。

④ 还有一些体征可供作为肺结核病诊断的线索：如不明原因的淋巴结肿大或破溃的淋巴结长期不愈、慢性难治性眼结合膜炎、慢性肛裂、肛瘘等，都要警惕有没有肺结核病的存在。

⑤ 定期每年进行健康检查也有助于及早发现肺结核病。

上面几点仅作为早期发现肺结核病的线索。重要的是进一步就医，查出病因，定期进行痰液检查，胸部 X 线透视或摄片检查。儿童可以做结核菌素皮肤试验。这些都有助于及时发现肺结核病。

患了肺结核病怎样
与感冒相鉴别

感冒和肺结核病的症状十分相似，早期或症状较轻的肺结核，往往不易察觉，以致许多结核病病人在患病之初没有引起重视，一直当感冒治疗，自行买点感冒药、开点抗生素随便吃吃。自行吃点药后症状有所减轻，更掉以轻心。等到症状很重再去医院，往往病情很严重了。

其实感冒和肺结核病还是有区别的。感冒分为普通感冒和流行性感冒（流感），普通感冒致病原是鼻病毒、冠状病毒等病毒；流感致病原是流感病毒。而肺结核病是结核杆菌所致的细菌感染。它们同样会让人出现发热、咳嗽等症状，但感冒特别是流感常有咽干、痒、痛、打喷嚏、鼻塞、流涕、畏寒、头痛等，肺结核病多没有；感冒是急性上呼吸道感染，发病率高，起病急，病程短，如无并发症一般 1 周左右就好了。肺结核病是慢性病，全身症状持续的时间很长，咳痰、咳嗽持续两周以上，常痰中带血丝；流感发热常较高且不容易退，肺结核病多低热，一般不会超过 38.5℃，并且不用吃药就可以退热；流感头痛、全身酸痛、疲乏无力等全身症状重，肺结核病全身症状相对轻。

肺结核病治愈后发生感冒应与肺结核病复发鉴别。感冒后发热，有可能与感冒有关，不一定就是结核病复发。曾患结核病经治疗病灶已钙化的老年人或合并硅沉着病、糖尿病等疾病者，感染后仅有感冒、咳嗽的表现，或反复出现迁延性感冒症状,应到结核病定点医疗机构进一步详细检查,切忌草率下结论为"感冒、陈旧性肺结核"。是否"陈旧"需经过一系列检查才能确定,如结核菌素实验、痰检结核菌、胸部 CT 等。所谓"陈旧性肺结核",其中一些是活动性的,是陈旧肺结核复发。

患了肺结核病真的很可怕吗

如上所述,结核病是经呼吸道传播的一种疾病,咳嗽、咳痰是最常见、最主要的传染方式。结核病在发现前或发现后未经合理治疗前的传染性最强。经过正规治疗 2~3 周后痰中的结核杆菌量迅速减少,并很快失去传染性。当今,结核病的隔离方式更强调化学药物隔离,即尽早药物治疗。在专科医生的指导下,绝大部分结核病人完全可以不住院,只要在家里坚持有规律地服药、注意休息、适当营养,治疗和防止传染的效果和住院是一样的。因此,结核病并不像人们心中想象的那么可怕。在此,要提醒结核病病人不要过分担心自己的病会传染给他人,家属、亲友及同事更不要"谈痨色变",过分惧怕。

患了结核病怎么办

① 肺结核病能否治愈,这是刚发现肺结核病人十分关心的:有病就要休息,休息就不能上班,不能干活,影响收入、前途、家庭生活等;自己得了病,又怕传染别人,尤其怕传染给家人特别是孩子。思想压力较大,情绪波动,甚至悲观失望,吃不下,睡不着,致使结核病可能加重,这完全是由多种思想顾虑造成的。应当看到,随着人民生活水平的不

不一会儿，爸爸的检查结果出来了…

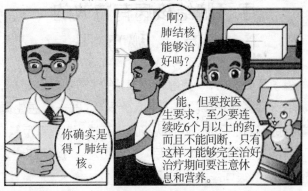

啊？肺结核能够治好吗？

你确实是得了肺结核。

能，但要按医生要求，至少要连续吃6个月以上的药，而且不能间断，只有这样才能够完全治好，治疗期间要注意休息和营养。

断提高，医疗条件的不断完善，为有效地控制结核病提供了可靠的保证。只要早期发现，规律用药，定期复查，绝大部分病人是完全能够治愈的，过重思想负担是不必要的，并且十分有害的。

② 患了结核病后，不要急于求成，治疗需要一定过程，不要超越这个客观规律。有的病人治病心切，未经医生同意擅自更改治疗药物，乱用所谓"单方"、"秘方"，或自行到药店购买"新药"、"特效药"。这种做法对治病是不利的。

③ 患了结核病要正确对待，既不要无所谓，也不要过于害怕。有的人得了病一直躺在床上，认为这样做病好得快。不是重病人，这样做是不必要的。要制订出科学的作息制度，增加营养，按时用药。有的人相反，得了病盲目乐观，不注意休息，到处游逛，甚至忘记服药，这样做对治病是极不利的。

④ 要科学地养病：有的人患了病，不遵从医护人员的意见，自作主张，认为药服得越多，好得越快。日服1次的药，却日服成3次，以致造成中毒症状明显而强迫停药，反而延误治疗。正确对待疾病，在结核病专科医生的科学治疗和指导下，才能治愈结核病。

患了肺结核病有特效的
"单方"、"秘方"吗

患了结核病后,不要急于求成,治疗需要一定过程,不要超越这个客观规律。有的病人治病心切,未经医生同意就擅自更改治疗药物,乱用从四面八方找来的"单方"、"秘方",或自己到药店购买"新药"、"特效药"。这种做法对治病是不利的,很可能会上当受骗。

肺结核病在什么
时候传染性最大

肺结核排菌病人均有传染性。根据观察研究证明,在刚刚得病至开始治疗前及治疗开始后两周内,传染性最强。这一时期结核病变正处于进展期,细菌繁殖快,毒力强,再加上病人咳嗽多,排菌机会多,这一时期传染性最强。合理化疗2~4周后,细菌被大量杀死,活力下降,病人咳嗽减少或消失,其传染性大大降低。如治疗不规律,治治停停,一是病治不好,二是使细菌产生耐药性,再是传染他人,治疗效果也不好。在各型肺结核中有空洞的继发性肺结核尤其是慢性纤维空洞型肺结核排菌者传染性最强,对这类病人需要进行隔离治疗。

痰结核菌阴性的肺结核
就没有传染性吗

不是。痰结核菌阴性肺结核病人的传染性比菌阳肺结核小得多,但也可有传染性。只有当痰液中的结核杆菌达到一定的浓度(5 000 条/毫升)以上才能用目前的手段检测出阳性结果,而结核菌数量少于5 000 条/毫升时就是菌阴,痰菌阴性并不等同于痰里没有结核菌,只是现有的技术尚不能发现,所以菌阴肺结核也有传染性。

怎样防止把结核病传染给他人

为了防止别人从你身上传染到结核病,最重要的就是服用医生开的药物,让它杀灭体内的结核杆菌。既往观点认为,结核病是通过盘子、茶杯、床上用品、灰尘等进行传播的,但目前认为结核病主要是由于病人口中的唾液和痰液,在空气中飘浮,使结核杆菌散布开来。预防呼吸道传染是最主要的措施,结核病人应做到不随地吐痰,保持良好的卫生习惯,并积极配合医生进行治疗。经过有效的药物治疗,结核杆菌将会被很快杀灭,其传染性也大为降低。但是,要彻底治愈必须坚持全程治疗(6~9 个月或更长时间)。

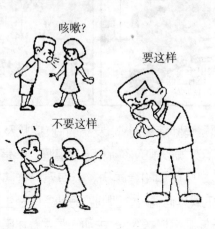

咳嗽?

要这样

不要这样

怀疑自己患了肺结核怎么办

明白了结核病是怎么一回事,知道了肺结核有些什么症状后,如果你具有前述症状而怀疑自己患肺结核时,特别是咳嗽咳痰、痰中带血已经超过两周以上,应立即去结核病防治机构就诊,及早诊断,规则治疗,早日痊愈。另外,排菌肺结核的亲属(密切接触者),也应该及时进行健康查体。

怎样向医生叙述病史

在结核科门诊就医时,向医生叙述病史通常有两个方面的内容。

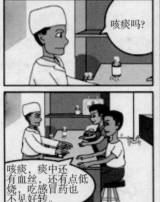

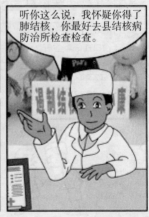

① 怀疑有肺结核时:a. 发病时间、症状及病情的演变经过。b. 本次就诊前的诊断和治疗情况。c. 是否合并其他疾病,特别是风湿病和糖尿病。d. 有无与排菌肺结核病人密切接触史或其他情况,如职业、劳动条件及生活状况等。

② 已知肺结核病人:a. 主动向医生叙述患病经过。b.

作过何种检查特别是胸部 X 线检查和痰菌检查情况。c. 详述治疗情况,包括药物名称、剂量、用法、疗效及不良反应等。这样可帮助医生了解既往病情,估计疗效和预后,选择合理药物并制订有效化疗方案。

体检发现陈旧性
肺结核怎么办

所谓陈旧性肺结核,是原来结核病在肺部留下的以瘢痕为主的痕迹。一般讲没有明显块状阴影和空洞的、范围较小的病灶没有什么影响。可以观察,定期复查。

肺结核病能预防吗

肺结核病是可以预防的,主要包括以下几个方面:

1. 控制传染源,防止结核菌传播

预防结核病的传播,首要的任务是控制传染源,即及时发现隐藏在人群特别是密切接触者中的新发病人和彻底治愈传染性肺结核病人。

① 及早发现病人:结核病的传染主要是发生在病人未被发现并进行治疗之前。在未发现患病前,新发病人没有采取任何预防手段,在与家庭成员、同事、同学等密切接触的过程中,接触者容易被结核菌感染。及早发现新发病人,对治疗能带来很多好处:a. 可选择的药物比较多;b. 治疗费用低;c. 药物不良反应小,安全性大;d. 病人容易耐受,治疗可顺利进行,治愈的可能性大;e. 减少治疗的失败率。

② 及早治疗、彻底治疗病人:及早应用抗结核药物可迅速杀灭结核杆菌,能起到"化学隔离"的作用,进行彻底

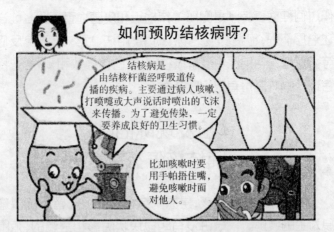

如何预防结核病呀?

结核病是由结核杆菌经呼吸道传播的疾病。主要通过病人咳嗽、打喷嚏或大声说话时喷出的飞沫来传播。为了避免传染,一定要养成良好的卫生习惯。

比如咳嗽时要用手帕捂住嘴,避免咳嗽时面对他人。

治疗,可缩短其传染期。

③ 注意隔离,减少接触传染源:对排菌肺结核病人应进行隔离,病人不要到拥挤的人与人接触频繁的场所活动或工作。家庭成员有肺结核病人,除积极治疗外,病人最好单独住一间房,无条件者要分床睡。隔离是一种最古老的作法,但至今仍行之有效,不应忽视。

④ 减少结核菌播散:a.加强健康教育,使大家懂得结核病的危害和传染方式,养成人人不随地吐痰的卫生习惯。b.结核病病人的痰应进行焚烧或药物消毒处理。c.病人在咳嗽、打喷嚏时,要用手帕捂住嘴或戴口罩,不要近距离面对他人大声说话。d.严格处理肺结核病人所用物品,病人所用痰盂、床单、枕巾、被罩、口罩、手绢、衣服、餐具和洗漱用品应经常消毒和清洗。e.结核菌容易在通风不良的较密闭环境(如冬季居室内、拥挤的集体宿舍或工棚)中传播。因此要养成定时开窗通风的习惯,居室要有良好的通风,尽量让日光进入室内,减少环境中结核菌的浓度。f.对于有传染性肺结核病人居住的地方,应定期进行空气消毒。

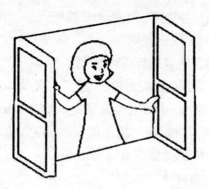

开窗通风

2. 让感染者减少发病，降低发病风险的方法

① 生活有规律：避免长期过劳和精神紧张，加强营养，饮食均衡，适当进行体育锻炼，可以增强体质，增强抵抗力。

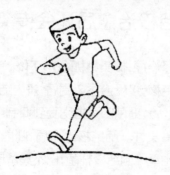

锻炼身体

② 预防与结核病有关的相关疾病：如糖尿病，可使结核病发生机会增加 4 倍。又如爱滋病，可使结核病发生机会增加 30 倍。其他如矽肺、胃肠道疾病、肿瘤、器官移植、长期使用糖皮质激素等。

③ 改变不良生活习惯：a. 戒烟。吸烟数量越大，患结核病机会越多。吸烟引起的咳嗽、咯痰还容易掩盖肺结核症状，影响肺结核的及时发现和治疗。b. 限酒。大量饮酒可导致营养不良和抵抗力下降，同时酒可损伤肝脏，一旦患

结核病,可增加抗结核药对肝脏的毒性,影响治疗。c.避免长期熬夜。

3. 对高发人群进行预防性治疗

对特殊人群或重点对象进行药物预防可以减少结核病的发生。预防性治疗的重点对象是新发现的排菌肺结核病人家庭内受感染的儿童,特别是 5 岁以下儿童和结核菌素试验反应≥15 毫米或有水疱的成员。

4. 卡介苗接种

接种对象为新生儿。保护易感人群,减少感染机会,减少细菌数量,可预防儿童结核病,特别是减少结核性脑膜炎、血行播散性肺结核等严重结核病的发生。

肺结核治愈后还会传染吗

肺结核一经治疗,传染性即急剧下降。通常对药物敏感的传染性肺结核,接受治疗 2 周后,痰内结核菌迅速减少(大约减少至 5%),细菌的活力也受到抑制或完全消失,对周围人群已无传染性。肺结核治愈后,肺内病灶消失或硬结、钙化,痰中也查不到结核杆菌,已不具备传染性。

肺结核病能彻底治愈吗

首先从技术上说,目前还没有能 100% 预防发病的疫苗,而肺结核病通过空气传播的特点又使得切断传播途径变得十分困难,随时可发生新感染。其次,从结核病流行现状来看,感染人群大,世界上有 1/3 的人感染了结核菌而且其人数还在增多,其中 10% 的人有可能会发病,预防用药可降低发病率,但不能保证全部不发病,而且,对全部感染者进行预防服药在发展中国家是不可能做到的。目前感染消除多依赖人群消亡，非常慢。过去几十年，发达国家通过结核病防治，疫情快速下降，而发展中国家由于经济等方面的原因，结核病疫情下降缓慢，最近10年由于移民的增多、爱滋病的出现，结核病疫情有所回升。因此，结核病要在近几十年内消灭是很困难的。但国际社会已达成共识，结核病不可能仅在几个国家被消灭，必须全球共同努力，遏制结核病。

WHO遏制结核病战略提出了"一个没有结核病的世界"的远景，制定了"到2015年使结核病发病率停止上升趋势并逐步下降，在1990年基线上降低50％的结核病患病率和病死率；到2050年消除作为公共卫生问题的结核病（每年每百万人口低于1个病人）"的具体目标。完全有理由相信，结核病最终被人类彻底消灭。

何谓卡介苗

卡介苗（BCG）是一种减毒的牛型结核杆菌活菌疫苗。卡介苗接种是用人工方法，使未受结核杆菌感染的人体产生一次轻微的、没有临床发病危险的原发感染，从而产生特异性免疫力，以减少结核病的发病。接种卡介苗6~8周后，体内自动地产生了对结核杆菌的特异性免疫力。当机体再次受到结核杆菌侵袭时，可限制结核杆菌在体内的扩散，并迅速动员全身的一切防御功能，吞噬和杀灭大部分甚至全部结核杆菌。这样，可以减少菌血症，减少人们受结核杆菌感染后致病的机会，特别是可以预防小儿结核病的死亡和结核性脑膜炎及急性粟粒性结核病的发生。但是卡介苗不能防止感染，感染后仍形成潜在病灶。

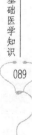

卡介苗接种对象有哪些

新生儿是主要接种对象,应在 1 岁以内接种。

县及县级以上由接生单位负责新生儿接种,各级妇幼保健机构、医院产科、大型厂矿、企事业职工医院,负责做好本地区新生儿卡介苗接种工作。

县级以下,由县结核病防治所(科)或防疫站,组织并指导本地区乡镇卫生院、乡村医生,分片建立经常性计划免疫接种门诊,定期对所辖地区内新生婴儿进行卡介苗接种和补种。

由于迄今无科学证据能确切证明复种对结核病的预防效果,故传统的复种工作已不再进行。

卡介苗接种有哪些要求

① 方法:采用冻干卡介苗,每毫克菌苗的活菌数不得低于 100 万。菌苗的运输、保存必须冷藏、避光。在左上臂三角肌外下缘皮内注射 0.1 毫升卡介苗。

② 要求:a. 所有接种人员必须经过严格的专业技术培训,经县及县以上主管部门考核合格,领取合格证者方可上岗接种,接种人员要相对稳定。b. 新生儿卡介苗接种率:2000 年前在 90 % 以上,2000 年后在 95 % 以上。c. 接种后12 周结核菌素皮试阳转率:2000 年前为 85 %;2000 年后为 90 %。

哪些人不宜接种卡介苗

下列情况不宜接种卡介苗:a. 咳嗽、发烧、体温超过

37.5℃（腋下）。b. 体重不足 2 500 克的早产儿、难产及分娩创伤并有明显临床症状者，如新生儿窒息、呼吸功能障碍、颅内出血。c. 顽固性呕吐及严重消化不良者。d. 有皮疹或化脓性皮肤病、病理性黄疸。e. 先天畸形及先天性疾病，如脑膜突出、脊膜膨出、先天性心脏病及先天性脑积水等。

接种卡介苗会引起
哪些变化和反应

左上臂接种卡介苗后，注射部位会立刻出现一个带毛孔的小白丘，然后慢慢消失，然而在接种两周左右，注射部位又会出现一个小红肿硬结，以后中间逐渐变软，直到形成白色小脓包，进而破溃结痂，留下小瘢痕。这种局部变化需要 2 个月左右。

按常规接种卡介苗，一般无全身反应，有些人可能接种局部出现淋巴结肿大，轻度发硬，一般会慢慢自行消散。少数人在颈部、腋窝和锁骨上下有淋巴结肿大，这时应该做热敷，会逐渐消散。如形成脓肿，要用消毒针头穿刺抽脓，但不要轻易手术切开，以免难于封口。脓肿破溃可抹龙胆紫，或用 20％对氨水杨酸软膏外敷，预防其他杂菌感染，切不可擅自处理。

接种卡介苗出现
异常反应怎么办

① 一般的全身反应可对症治疗，多数在数周内消失。
② 发生差错误种后（将划痕卡介苗误作皮下或肌内注

射）可服异烟肼，严重者加用链霉素肌内注射，直至局部反应完全消失或局部已化脓溃疡时再停药。局部用链霉素0.25~0.5克或异烟肼0.5毫克加0.25%~0.5%普鲁卡因做局部封闭，开始每日1次，连用3~5次后，可每3日1次，共计10次左右，以抑制卡介苗扩散。同时还须进行动态观察，进行胸透一次，一个月后再进行复查，需要时应照胸片复查。

③ 局部水泡或脓肿形成，用消毒注射器抽液后，涂龙胆紫。出现溃疡坏死时，用20%对氨水杨酸软膏或10%异烟肼软膏或用利福平、链霉素粉剂涂敷。在涂敷前先用硼酸水或生理盐水冲洗伤口。

④ 局部淋巴结肿大，在初期可热敷，每日3~4次；已化脓者，只能抽吸，不宜开刀，用消毒注射器将脓液抽出后注入异烟肼或链霉素保留，每日2~3次。如淋巴结已破溃，愈合时间较长，可扩大创口清除病灶，用链霉素或异烟肼纱布低位引流。

⑤ 如溃疡面肉芽组织增长，用硝酸银棒烧灼或用消毒剪剪去，或用消毒纱布包裹一个五分硬币加压包扎。

哪些人需要进行预防性化学治疗

对已经感染结核菌的人，给予抗结核药物来预防结核病的发生称为"药物预防"。在我国已经感染结核菌的人数已经达到45%，因此广泛采用药物预防是不适宜的，但是对特殊人群或重点对象进行药物预防是非常必要的，这样可以减少结核病的发生。药物预防的对象如下：

① 爱滋病或人类免疫缺陷病毒（HIV）感染合并结核

杆菌感染者。

② 与新诊断传染性肺结核病人有密切接触的结核菌素试验阳性儿童和青少年。

③ X线胸片有非活动性结核病变,又没有接受过抗结核治疗者。

④ 已受结核杆菌感染的结核病高危对象,如糖尿病病人、硅沉着病(矽肺)病人、长期使用肾上腺皮质类固醇激素和免疫抑制剂治疗者。

⑤ 结核菌素试验阳性,又没有接受过抗结核治疗,需要接受胸部放射线治疗者。

⑥ 儿童和青少年中结核菌素试验强阳性反应或新近阳转者。

药物预防的方法:

单用异烟肼药物预防,成人顿服 300 毫克/日,儿童每日 8~10 毫克/千克,每日总量不超过 300 毫克,服用 6~12 个月。也有人采取异烟肼加利福平联合用药预防结核病,连服 3~6 个月。或者采取异烟肼加利福喷汀每周 2 次联合用药,连服 3~6 个月。药物预防需在有经验的专科医生指导下进行。

肺结核病消毒灭菌
工作有哪些特点

结核病的致病菌是结核杆菌,结核杆菌的抵抗能力很强,在阴暗潮湿的土壤、污水及温度为 0℃时可以生存几个月。根据这些特点,结核病的消毒灭菌有下几个方面:

① 煮沸消毒:煮沸是经济、简便、有效的灭菌方法,结核杆菌在煮沸 100℃的条件下立即死亡。70℃10 分钟、

60℃1小时也可死亡。高压消毒更佳。一般对痰或痰杯可用2%苏打液煮沸30分钟。牛奶的消毒采用65℃35分钟或90℃以上瞬时消毒法。

② 干热消毒:干热应用于书报、毛皮、皮革和毛织品等物品的消毒。对吐在纸中的痰液和一些不贵重的金属物品等可采用焚烧法消毒。

③ 高压蒸汽灭菌:是普遍应用的灭菌效果最好的消毒方法;在121.3℃(1.05千克/平方厘米)持续30分钟的消毒处理是结核分枝杆菌及其污染物的最安全最彻底的消毒灭菌方法。

④ 阳光和紫外线:结核杆菌对阳光和紫外线相当敏感。经阳光直接照射10分钟可把薄层痰里的结核杆菌杀死,经2小时可把痰块中的结核杆菌杀死。紫外线照射杀菌距离为1米,范围为一平方米约20分钟即可把结核杆菌杀死。痰标本涂片在直射的太阳光下照射2~7小时,可以杀死结核分枝杆菌。对结核病人的衣物、被褥等用品,采用太阳光照射的简单消毒法是有效的。尤其是在晴朗的夏天,经过太阳3~4小时的照射,可以完全达到消毒效果。结核病诊疗室、试验室应采取紫外线灭菌灯常规消毒。

⑤ 化学消毒:适合于病人痰液和排泄物的消毒。a. 石炭酸与等量苛性钠混合配制为5%溶液,4小时可杀死新鲜痰液中的结核杆菌。b. 甲酚(来苏水)常用浓度为5%~10%,10%溶液1~2小时即可。痰与消毒液的比例是1:2。便器、用具等用5%溶液4小时即可。c. 20%的漂白粉乳液2小时就可杀死痰中结核杆菌。d. 25%的氯化铵2小时可使痰中结核杆菌死亡。e. 70%~75%的乙醇与结核分枝杆菌直接接触5分钟可以被杀死,可用于手的消毒,但不

能用于痰的消毒。

怎样的肺结核病人需要隔离

肺结核病人是否需要隔离取决于病人是否排菌和有无咳嗽症状，同时根据病人的职业不同区别对待，并非所有的肺结核病人都需要隔离。随着有效抗结核药物的治疗，结核杆菌的传染性和致病力均受到明显削弱，对于排菌的肺结核病人已不再要求像过去那样严格隔离了。但下列排菌的肺结核病人仍有必要采取相应的隔离措施。

① 经常与儿童接触的病人：如保育员、小学教员、产科及儿科医务人员、年幼儿童的家长等。

② 与公众频繁接触的病人：如服务性行业的职工、街道、厂矿、机关单位的管理人员等。

③ 集体居住或集体工作者。

④ 未经有效化学治疗的排菌病人。

这些病人应该立即脱离上述环境，以减少对健康人群的危害。对他们尽早实施有效的化疗，促使痰菌迅速转阴、传染性消失，也是最有效的隔离措施，即所谓"药物隔离或化学隔离"。

肺结核病病人隔离有哪些方式

隔离的目的是杜绝传染，结核杆菌的传播取决于以下两个因素：a. 病人是否排菌及排菌的多少；b. 有无咳嗽症状。咳嗽且痰涂片阳性者是社会人群的主要传染源。

① 尽早进行抗结核治疗：抗结核化学药物具有杀菌或

抑菌作用,病人在合理的正规治疗下,使痰菌迅速阴转,保证隔离效果。这就是所谓"药物隔离"。

② 住院隔离:排菌病人,在条件许可时,可住院隔离治疗。

③ 自办疗养所(室)有利于监督化疗及隔离消毒工作的实施。

④ 家庭隔离:随着化学疗法的不断完善,肺结核病人在家治疗能取得与住院治疗同样的效果,而且经济,便于推广,家庭隔离甚为重要。

⑤ 防痨机构的隔离:a.应将成年病人和病儿分开。b.预防接种室或健康检查室应与门诊部分开。c.职工生活区,如家属宿舍、食堂、托儿所等应与门诊和病房分开。d.工作人员应执行穿隔离衣、戴口罩、工作完毕洗手消毒等制度,禁止穿隔离衣到生活区去。e.门诊和病房应建立经常性消毒制度,特别是注意做好痰的消毒。f.家属探望病人要戴口罩。

肺结核病人家庭应怎样隔离和消毒

结核病是一种慢性传染性疾病,病程较长,短时不能治愈,在家里治疗的时间比较长。做好家庭的隔离和消毒,对防止传染很有重要的意义。

根据家庭的具体条件,为病人安排舒适的养病环境,这样将有利于病人的休息和治疗,为减少传染,需注意以下几点:

① 房间隔离:最好给病人有单独的居住房间,并把病人的床铺、被褥设在阳光照射较为充足的地方;居住条件不

足、无法分居的家庭,应分床休息;再无条件也得分头睡。室内注意开窗通风,保持室内空气新鲜。打扫房间卫生要用湿布擦桌椅,扫帚沾水甩干扫床,洒水扫地,湿布擦地,以免尘土飞扬,减少病人呼吸道刺激。也可采用5%来酚类(苏水)液或25%氯化铵液喷洒墙壁,也可用20%福尔马林乳酸、过氧乙酸蒸熏(过氧乙酸0.75~1克/米,电蒸熏1小时)。

② 用具隔离、消毒:为病人备好专用的牙刷、毛巾、碗筷和水杯,在饮食方面应养成分食习惯,病人的食具固定,最好每天煮沸消毒一次。病人的剩饭菜要煮沸后再处理。病人绝不可嚼食物喂孩子,更不要和孩子亲吻。不能煮沸消毒的物品,可用强阳光暴晒2~3小时,如被褥、衣服、书刊等。

③ 痰的处理:肺结核传染的主要媒介是带菌飞沫和痰液,病人不要和健康人近距离、面对面地高声谈笑,尤其和小孩更要禁忌。在咳嗽、打喷嚏时,要用手帕或毛巾捂住口鼻。去公共场所要戴口罩。结核病人严禁随地吐痰,外出时随身带痰瓶或手纸,吐痰后装进塑料袋内带回处理。痰的消毒,最简单的方法是将痰吐在纸里或纸盒里,用火烧掉,这种方法消毒最彻底;也可将痰吐在痰杯或痰瓶内,用前放上些消毒剂;或者将痰杯、痰瓶内的痰煮沸5分钟,将结核杆菌杀死后再倒掉;或将痰深埋1米也可。

肺结核病人家属 应注意些什么

作为肺结核病人的家庭接触者,首先应该注意如何保护自己不被传染。所处环境中的细菌密度越高,与病人

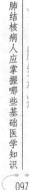

的距离越近，被感染的可能性也越大。应采取一些相应的防范措施，如与病人分住，无条件时可分头、分床睡，房间要经常开窗通风，以保持室内空气新鲜；病人的衣物、被褥要经常洗晒；告诫病人咳嗽或打喷嚏时以手帕掩住口鼻，不要随地吐痰，要将痰吐在纸上烧掉，也不要近距离对别人咳嗽、高声谈笑等等，都是阻止结核杆菌经空气传播的有效措施。注意与病人分食、对病人的所有用物进行消毒，如病人的餐具可煮沸消毒，可以减少经消化道传染的危险性。如果接触者是正在吃奶的孩子，应该阻止有病的母亲给孩子哺乳。护理病人时与病人发生直接接触是不可避免的，此时应戴上口罩，尽量减少交谈，事后采取相应的清洗和消毒措施。

有了足够的防范措施后，还应注意确认自己及家庭其他成员是否已被感染或已患有结核病。当家中出现结核病人时，特别是传染性强的排菌病人，家庭中所有成员应及时到结核病防治机构就诊检查，以便早期发现，早期治疗。当医生确认你可能感染结核杆菌后，应在医生的指导下采取一些必要的预防措施以避免发展为结核病。如果已经患病，则要尽早治疗。尤其是儿童机体抵抗力较低，容易感染上结核病。其次对在家中治疗的结核病人，应督促其按时服药，定期复查，一般传染性肺结核病人经过正规有效的抗结核治疗后半个月左右，痰中95%以上的结核杆菌可被杀灭，此时传染性已很小。肺结核病人家属应帮助坚持完成治疗，直至治愈。最后，要注意给病人加强营养，以提高机体对疾病的抵抗能力。同时要给病人更多的关心、同情和照顾，不能歧视、责怪和谩骂，帮助病人放下思想包袱，积极配合医生治疗，尽快恢复健康。

学校和集体生活环境中
发现肺结核病人怎么办

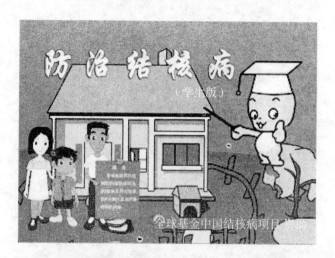

防治结核病
(学生版)

全球基金中国结核病项目 资助

　　学校和集体生活环境是人群密集区,人们接触密切,而肺结核又是呼吸道传染病,在此环境中出现肺结核病人极易造成蔓延,严重时还能造成暴发流行。因此,当学校和集体生活环境中出现肺结核病人,特别是有排菌的肺结核病人时,首先要让肺结核病人离开集体环境并接受正规抗结核治疗,其次对接触人群进行必要的检查,如发现异常,可及时治疗,如无异常,3 个月后最好再进行 1 次检查。

我国关于加强学校结核病
防治工作有哪些要求

　　2003 年 3 月以来,我国部分省市的学校发生了结核病的暴发流行。疫情的发生,引起了国务院领导的高度重视,要求有关部门加强学校的结核病防治工作。学生是一个特

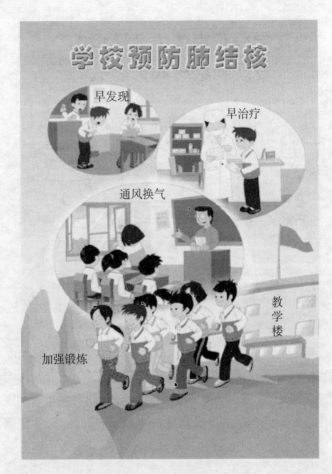

殊的群体,人员密度大、相互接触较为密切,一旦发生结核病疫情,如处理不及时,易造成暴发流行。为了落实国务院领导的指示精神,加强学校师生的结核病防治工作,控制学校结核病重大疫情的发生,保障学校师生的身体健康,维护学校正常的教学秩序,卫生部、教育部就进一步加强学校结核病防治工作提出要求:

① 各级卫生、教育行政部门要认真贯彻落实《中华人民共和国传染病防治法》、《结核病防治管理办法》和《全国

结核病防治规划（2001~2010 年）》，加强对学校结核病防治工作的领导。根据学校的特点，把各项防治措施落到实处，切实保障广大师生的健康。

② 建立学生健康体检制度，及时发现结核病等传染病病人。认真做好新生入校体检和每年的教职员工健康检查工作，并将结核病检查列入大、中、小学及幼儿园学生以及教职员工健康检查的主要内容。为保证结核病检查质量，由学校所在地卫生行政部门指定经认可的医疗或预防保健机构具体承担结核病检查工作。各级教育、卫生行政部门要定期对学生健康体检的实施情况进行检查和指导。

③ 要做好在校学生的结核病治疗和管理工作。对确诊的传染性肺结核病人要实行休学，在家隔离治疗，由家庭所在地结核病防治机构负责病人的治疗和管理。传染性消失后，凭结核病防治机构的诊断证明方可复学；非传染性病人在治疗期间可以继续上学，其治疗由当地结核病防治机构负责，或在当地结核病防治机构的指导下，由校医负责，执行"监督化疗"，确保规则用药。

④ 各级教育、卫生行政部门应密切配合，加强对学校校医或分管卫生保健工作负责人的结核病防治知识培训，使其了解肺结核病的症状，及时发现并向结核病防治机构报告可疑病人，督促可疑肺结核病人到当地结核病防治机构接受检查，做到早发现，早治疗，严防结核病在人群中的传播和暴发流行。

⑤ 要积极开展爱国卫生运动，努力改善学生的学习和生活环境，加强校园环境的清扫与消毒工作，对教室和集体宿舍要经常通风换气，保持空气新鲜，减少结核病的感染和传播机会。学校要通过健康教育课、讲座等多种形式的宣传教育活动，对学校师生进行结核病等传染病防治知识教

育,增强自我保护意识和能力。

⑥ 严格执行结核病疫情报告制度,各级各类学校要按照《传染病防治法》的规定,发现结核病疫情必须及时向所在地县(市、区)结核病防治机构报告,当地结核病防治机构在接到报告后,要立即采取措施,防止疫情扩散。

⑦ 学校和托幼机构应当建立学生晨检、因病缺勤病因追查与登记制度。学校和托幼机构的老师发现学生有传染病早期症状、疑似传染病病人以及因病缺勤等情况时,应及时报告给学校疫情报告人。学校疫情报告人应及时进行排查,并将排查情况记录在学生因病缺勤、传染病早期症状、疑似传染病病人患病及病因排查结果登记日志上。

肺结核病人亲友探视时应注意些什么

为保证结核病人治疗护理工作的正常进行,并使其能得到充分休息与及时而有效的治疗,避免传染或交互感染,结核病人的亲友在探视时应注意以下事项。

① 凡来院探视者应按规定时间,携带探视凭证出入。探视危重病员,可持病房通知单或电话与病房联系后,方可探视。

② 在探视时间内,探视人数每次 1~2 人,儿童最好不要来院探视,以免被传染。

③ 肺结核病房探视时,只要有条件,探视人员宜穿隔离服出入,以减少被传染的可能性。

④ 患有急性传染病的探视者,在其传染性消失后,并经有关医务人员鉴定,方可入院探视,以免造成院内交叉感染。

⑤ 探视者应保持病室内的安静、清洁,不得高声说笑,不乱丢果皮,不随地吐痰,不在室内吸烟。

⑥ 探视人员由外带来的食物,未经医护人员允许,不得给病人食用,探视者也不得食用病员的食物,以免互相传染疾病。

⑦ 如病人病情不宜接见探视者,医护人员有责任谢绝探视。

⑧ 在条件允许的情况下,应谢绝探视尚处于传染期的痰菌阳性或肺内有新鲜空洞的肺结核病人。

我国将肺结核列为哪类
传染病进行管理

《中华人民共和国传染病防治法》中,肺结核列为乙类传染病管理病种,要求各级各类医疗卫生机构的医疗保健人员以及个体从业医生对诊断的肺结核病人及疑似肺结核病人,城镇必须在 12 小时以内,农村在 24 小时以内,向地方卫生行政部门指定的卫生机构报告疫情,并将病人和疑似病人转诊到指定的机构进行正规的治疗和管理。

何谓现代结核病控制策略

现代结核病控制策略即通常所称的 DOTs。DOTs 是英文 Directly Observed Treatment of Short Course 的缩写,意思为督导短程化疗,它是由世界卫生组织与国际防痨和肺病联盟等组织经过 10 年之久的研究试验,并在包括中国在内的许多国家推广,所取得的现代控制结核病的经验,是人类长期与结核病斗争的经验总结。1994 年,世界卫生组织提出了有效控制结核病的框架,把督导短程化疗(DOTs)扩展为现代结核病控制策略,并提出了该策略的5个要素:a.明确控制结核病是各级政府的责任,政府应该加强对结核病控制工作的领导和支持,提供足够的经费,以保证开展现代结核病控制工作的需要。b.利用痰涂片显微镜检查为主的方式发现传染性肺结核病人。c.对涂片阳性的传染性肺结核病人,实行全程督导下的治疗管理,即每次服药都要在医护人员的直接面视下服用,并进行记录,以保证病人规律服药直至完成疗程,达到治愈。d.建立持续不间断的免费抗结核药物供应系统。国家对抗结核药物的生产、供应实行有效的管理,以保证药品质量并满足病人治疗的需要。e.建立统一的结核病人的登记、报告和监测评价系统。

目前预防和控制结核病的最有效措施是及时发现并正规治愈结核病人。这也是现代结核病控制策略的实质要求。控制和治愈结核病传染源的最有效方法是直接面视下短程化学疗法(DOTs),应用该方法能使结核病传染源短期内失去传染性,治愈大部分新发现结核病人;能有效地减少耐药结核病人的产生,显著地减少复发。

为什么全社会都要重视并参与结核病的防治

在旧中国,结核病肆虐流行,有着"十痨九死"的说法,人们对结核病普遍存有恐惧感。新中国成立以来随着人民生活的不断提高,卫生保健的条件改善,结核病疫情明显下降。但人们对结核病的认识也由恐惧转向淡漠。与发达国家相比,我国结核病疫情依然严重,其病死率是所有传染性疾病总和的两倍,因此可以说,结核病仍然是一种常见病和

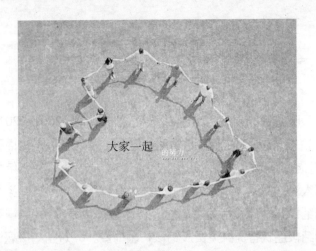

大家一起

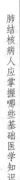

105

多发病,仍然是一个严重的社会公共卫生问题。由此看出,结核病的发病与社会经济、文化及生产力的发展密切相关。结核病也是一种社会性疾病,越是贫困落后地区,结核病疫情越严重,形成了"因贫致病,因病致贫,越贫越病,越病越贫"的恶性循环现象。全社会重视并参与控制结核病,不仅有卫生防疫意义,还有直接保护劳动生产力,促进工农业生产发展和使部分人脱贫致富的深远意义。

为了预防、控制结核病的传播和流行,保障人民健康,全国人大常委会于1989年通过了《中华人民共和国传染病防治法》,并于同年9月1日开始施行。结核病被列为丙类传染病实行严格管理。国家卫生部也根据《传染病防治法》的有关条例,颁布了《结核病防治管理办法》。2004年12月1日实施的新修订的《中华人民共和国传染病防治法》又将结核病列为乙类传染病管理。这样,以法律的形式明确了公民、社会团体和政府有关部门的责任,依法对结核病防治工作进行管理。结核病防治不仅是结核病防治专业人员义不容辞的任务,也是整个社会共同的责任。只有全社会的共同努力,才能有效地控制结核病的发生和流行。

我国对肺结核病人诊疗
有哪些优惠政策

国务院印发的《全国结核病防治规划（2001～2010年）》指导原则中指出：对西部地区和贫困人群给予重点帮助；落实肺结核病病人的归口管理和督导治疗；实行肺结核病人治疗费用"收、减、免"政策，对没有支付能力的传染性肺结核病病人实行免费治疗。具体减免政策有：a. 对可疑肺结核症状者提供免费痰结核杆菌检查。b. 对到结核病诊疗定点机构就诊的可疑肺结核症状者、疑似肺结核病人提供免费或减免费用的 X 线胸部摄片检查。c. 对所有活动性肺结核病人提供免费抗结核治疗，但不包括有合并症、并发症的肺结核及耐药性肺结核病人。

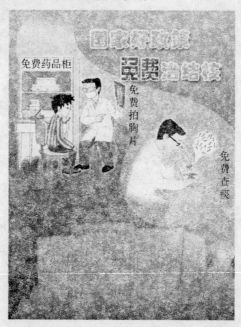

我国《结核病防治核心信息（2010 年版）》有哪些内容

　　为统一规范地宣传结核病防治工作相关政策和知识要点，卫生部疾病预防控制局印发了《结核病防治核心信息（2008 版）》，该版核心信息在各地结核病健康促进工作中发挥了积极作用。随着我国结核病疫情的变化和防治工作的深入，部分核心信息已不能适应当前工作需求，为此，卫生部疾病预防控制局组织专家对《结核病防治核心信息（2008 版）》作了修订，形成了《结核病防治核心信息（2010 版）》，具体内容如下：

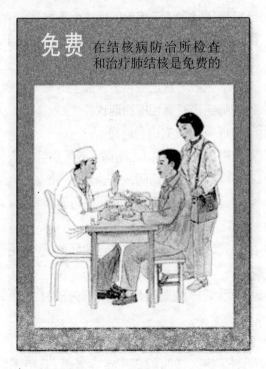

免费　在结核病防治所检查和治疗肺结核是免费的

1. 面向所有人群的核心信息

① 肺结核是我国发病、死亡人数最多的重大传染病之一。

② 肺结核主要通过咳嗽、打喷嚏传播。

③ 勤洗手、多通风、强身健体可以有效预防肺结核。

④ 咳嗽喷嚏掩口鼻、不随地吐痰可以减少肺结核的传播。

⑤ 如果咳嗽、咯痰2周以上,应及时到医院诊治。

⑥ 我国在结核病定点医疗卫生机构对肺结核检查治疗的部分项目实行免费政策。

2. 面向目标人群的核心信息

1）政府领导的核心信息

① 肺结核是我国依法防治的重大传染病。

② 肺结核疫情直接反映当地社会经济发展水平。

③ 政府的重视和投入是控制肺结核疫情的关键。

④ 做好肺结核防治是政府关注民生的具体体现。

⑤ 各地肺结核疫情和控制现状。

2）面向医务人员的核心信息

① 对咳嗽、咯痰2周以上的病人要警惕肺结核。

② 发现疑似肺结核病例,依法报告、转诊。

③ 要对疑似肺结核病人及家属进行健康教育。

3）面向肺结核病人的核心信息

① 坚持完成全程规范治疗是治愈肺结核、避免形成耐药的关键。

② 避免肺结核传播是保护家人、关爱社会的义务和责任。

4）面向密切接触者的核心信息

① 要督促病人按时服药和定期复查,坚持完成规范

治疗。

② 如出现咳嗽、咯痰要及时就诊。

③ 注意房间通风和个人防护。

5）面向流动人口的核心信息

① 肺结核诊治优惠政策不受户籍限制。

② 病人尽量留在居住地完成全程治疗，如必须离开，要主动告知主管医生。

③ 病人返乡或到新的居住地后，要主动到当地结核病定点医疗卫生机构继续治疗。

6）面向教师的核心信息

① 结核病检查是学校常规体检项目之一。

② 教师有义务对学生开展结核病防治健康教育，并督促咳嗽、咯痰 2 周以上的学生及时就医。

③ 学校依据结核病定点医疗卫生机构的诊断证明，管理学生病人的休学、复学。

肺结核病人为什么必须到结核病诊治定点机构就诊

为了使肺结核病人及时得到结核病专业机构的进一步核实诊断，并接受规范的治疗和管理，各级卫生行政部门在各市、县、区确定了一些结核病诊治定点单位，专门提供结核病预防控制的服务。肺结核病人或疑似肺结核病人必须到结核病诊治定点单位诊治是因为：a. 结核病诊治定点单位是结核病专业防治机构，具有较多的专业技术人员和丰富的诊治经验，可以为病人作出准确的诊断。b. 结核病诊治定点单位需对确诊的肺结核病人进行登记，提供治疗管理服务，保证病人得到正规的治疗，从而达到治愈的目的。

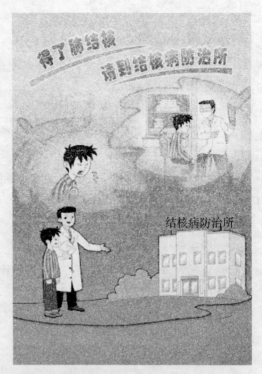

c. 到结核病诊治定点单位就诊,病人可享受到国家和地方有关结核病检查和治疗的优惠政策,如提供国家防治规划规定的免费检查及抗结核治疗药品。d. 结核病诊治定点单位可向病人提供有关结核病防治的健康教育和诊疗咨询。

结核病的正规彻底治疗必须有 6~8 个月的疗程,治疗时间长,且需要多种药物联合使用,才能彻底治愈。因此,世界卫生组织提出的现代结核病控制策略要求病人每次服药均要在医务人员的面视下服用(DOTS),以保证尽可能地治愈所有的结核病人,减少结核病的传播。绝大多数结核病人首诊于综合医疗机构,综合医院因其本身的工作特点,很难形成医生与病人间的固定联系,难以实现对结核病人治疗全过程的督导管理,很多病人由于病情好转或药物不良反应而擅自停药,或由于经济原因等擅自购买便宜的劣质药品,难以得到科学规范的治疗。滥用抗结核药品的结果是产生了大量耐药结核病人,增加了结核病的治疗难度。为加强全国结核病疫情的管理,卫生部要求各级医疗卫生单位将肺结核病可疑者和肺结核病人转至结核病防治机构进行统一的检查、督导化疗与管理,也就是常说的归口管理。

肺结核病人旅行有哪些规定和要求

　　不同的国家对不同类型和不同逗留时间的入境人员有不同的结核病检查要求。多数国家对留学、定居人员和驻留超过 3 个月以上的旅行人员要求提供体检报告,体检要求因不同的国家而异,一般要求 X 线胸部拍片,对 X 线检查异常者还须进行结核杆菌痰涂片或结核杆菌痰培养的项目检查。

　　对于出国务工人员的结核病体检,国家质检总局明确要求:a. 除实施 X 线胸部拍片外,必须进行结核杆菌痰涂片、结核杆菌痰培养的项目检查。b. 必须在离境 3 个月内进行。c. 出国人员实施健康体检后,如果体检者在出国前有低热、胸闷、乏力、盗汗、咳血等症状,需进行复查,发现结核感染者,收回签发的《国际旅行健康证明书》,并通知该感染者及时进行治疗。

　　世界卫生组织的《结核病与航空旅行预防与控制指南》规定:痰中排菌的传染性肺结核病人必须在正规治疗 2 周以后,才能乘坐飞机等公共旅行工具。在未得到正规治疗前,乘坐飞机、火车、长途汽车、公共交通车等交通工具应受到限制,特别是带有空调的密闭交通工具。耐多药结核病病人在未得到彻底治愈前,病人的旅行要受到严格的限制,不得乘坐飞机等公共旅行工具,除非能证明其不具有传染性(即结核杆菌痰培养阴性)。

医生对**肺结核病人**
会进行
哪些诊断治疗

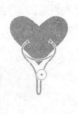

姓名 Name　　　　　　　性别 Sex　　　年龄 Age

住址 Address

电话 Tel

住院号 Hospitalization Number

X 线号 X-ray Number

CT 或 MRI 号 CT or MRI Number

药物过敏史 History of Drug Allergy

患了肺结核病后一般
需进行哪些治疗

肺结核确诊后,一般采用内科治疗,而且以西药治疗为主,中医药治疗为辅。西医治疗大多是口服药物,少部分可以肌内注射或静脉注射用药。当然,结核病的治疗方法还有外科治疗、免疫治疗、介入治疗、营养支持治疗等。

肺结核病防治需
经历哪几个阶段

综观结核病治疗的演变过程,大致可以划分为以下 3 个阶段,也即是结核病治疗史上所谓的 3 个里程碑。

① 第一个里程碑——卫生营养疗法阶段:20 世纪 30 年代前,对结核病的防治方法很不成熟,结核病的治疗以隔离、休息、日光、新鲜空气和营养为主,没有多少积极有效的防治措施,即所谓"卫生营养疗法"。需要休养 2~3 年,甚至更长,疗效一般不超过 25%,基本上为自然好转,结核病的病死率和复发率都很高。当时人们对结核病的恐怖程度不亚于目前人们对癌症的恐怖,真是"谈痨色变"。

② 第二个里程碑——萎陷疗法阶段:20 世纪 20~60 年代,自从发现结核杆菌后,人们对结核病的认识逐渐加深,结核病的防治随之进入了综合防治时期。除"卫生营养疗法"外,人们曾先后采用了人工气胸、人工气腹(俗称"打空气针")、肺叶切除和胸廓改形术(俗称"切肋骨")等方法治疗肺结核,使部分病人得到了治愈,疗效约 40%,病死率相应减低。同时还培养出毒性很低而又能使身体产生免疫

力的卡介苗,用于预防结核病,从而减轻了结核病的危害。

③ 第三个里程碑——化学疗法(简称化疗)阶段:20世纪50年代前后链霉素、对氨水杨酸钠和异烟肼相继问世,结核病的治疗进入了化疗时代。特别是60年代利福平的问世,开辟了结核病治疗的新里程碑,抗结核药物治疗日趋完善,疗效显著,疗程大大缩短,也很少复发;初次治疗的治愈率达95%以上,前提是必须正规治疗、满疗程,结核病治疗已进入了"化学时代"。

何谓肺结核病的化疗

结核病的化学治疗简称为化疗,即采用化学药物(通常为西药)治疗。对"化疗"这个词,人们很快会联想到肿瘤的化疗。其实这个词的范围很广泛,不仅仅局限于肿瘤的内科治疗,结核病的内科治疗也称为化疗。

肺结核病化疗有哪些原则

现代结核病控制策略的核心,是发现和治愈涂片阳性的肺结核病人,特别是初治痰涂片阳性病人。对这类病人提供标准的短程化疗,至少在强化期实施医务人员直接面视下督导化疗。从临床角度上讲,肺结核的治疗目的在于控制痰菌、促使病灶愈合、消除症状和防止复发。从公共卫生措施方面,合理化疗是迅速控制传染源,特别是初治排菌病人以减少排菌或使痰菌长期转阴,切断传播途径,最终控制结核病流行。化疗成败的关键是加强对结核病人的管理。

早在20世纪70年代,我国就提出了结核病化疗早期、

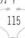

联合、适量、规律和全程用药和治疗原则,这些治疗原则至今仍然行之有效。

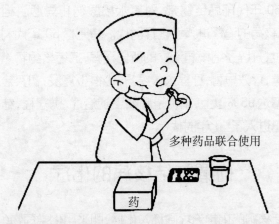

多种药品联合使用

药

早期:肺结核早期,肺泡内有炎性细胞浸润和渗出,肺泡壁充血,病灶内血液供应好,有利于药物的渗透、分布,同时能有效地杀灭结核杆菌,所以应尽可能早地发现和治疗肺结核病人。

联合:利用多种抗结核药物的交叉杀菌作用,提高杀菌、灭菌能力,防止产生耐药性。

适量:过量的抗结核药物,会增加不良反应的发生。应根据病人的年龄、体重、参照抗结核药物的剂量表,给予适当的治疗药量。

规律:有研究表明,100%坚持规律用药,治疗成功可达96%,而坚持用药在90%,治疗成功率则下降到40%。不规律用药不仅直接影响近期治疗效果,还影响病人治愈后的复发机会,而且往往产生耐药性,给治疗带来更大的困难。按照化疗方案,规律给药可保持相对稳定的血浓度,以达到杀灭结核杆菌的作用。不规律用药,时服时断,导致血浓度高低不一,在低浓度下达不到杀菌和抑菌的作用,反而会诱发细菌的耐药性。必须教育病人按时规律地服药。

全程：病人应用抗结核药物后，许多症状可在短期内消失，2个月左右大部分敏感菌已被杀灭。但此时部分非敏感菌及细胞内结核杆菌可能依然存活，只有坚持用药才能最终杀灭非敏感菌和细胞内结核杆菌，达到减少复发的目的。必须教育病人坚持完成全疗程治疗。

采取以上用药原则，有助于达到高治愈率、低复发率和低失败率的目的。

治疗肺结核病有哪些常用药物

目前我国将抗结核药物分为一线和二线两大类。一线抗结核药物有异烟肼、链毒素、利福平、乙胺丁醇和吡嗪酰胺。二线抗结核药物有莫西沙星、左氧氟沙星、氧氟沙星、卡那霉素、丁胺卡那霉素、卷曲霉素、环丝氨酸、乙硫异烟胺（丙硫异烟胺）、对氨水杨酸、对氨水杨酸异烟肼、利福喷汀和利福布汀等。

① 异烟肼：对生长繁殖期细胞内外的结核杆菌呈杀菌作用，而对静止期细菌的作用较弱。异烟肼有渗入组织细胞的特点，能渗入干酪样物质、淋巴结等病变组织。疗效与其在组织中的高峰浓度有关，与持续时间关系较小，且有延续抑菌作用。用于各型结核病，如肺、肾、肠、骨、淋巴结核、结核性脑膜炎、胸膜炎、腹膜炎及心包炎等。结核杆菌对该药易产生抗药性，和对氨水杨酸与链霉素合用，能增强其抗菌作用及延缓耐药性的产生。该药与利福平合用可加重肝脏不良反应。不良反应及注意事项：一般剂量较少出现不良反应，大剂量可出现以下一些不良反应：a. 周围神经炎如

四肢麻木、感觉异常、轻瘫等。b. 中枢神经系统症状有头晕、失眠、记忆力减退、肌震颤、中毒性精神病。c. 暂时性转氨酶升高。有黄疸及严重肝病者慎用，有精神病者慎用。

②　链霉素：链霉素是最早应用的抗结核药物，对细胞外的代谢活跃的结核杆菌具有杀菌作用，其活性仅次于异烟肼和利福平。对组织细胞穿透力弱，对细胞内代谢低下的细菌作用弱，也不易透入纤维化、干酪化病灶及厚壁空洞。用于浸润性肺结核、粟粒性肺结核和结核性脑膜炎等的治疗。与异烟肼、对氨水杨酸合用可延缓抗药性和增强疗效。

不良反应：可有头晕、头痛、乏力、口唇周围麻木感。过敏反应有皮疹、药物热，也可有过敏性休克。严重者有第八对脑神经损害。有肝肾功能不全的病人应注意检测该药血浓度，小儿及孕妇慎用。

③　利福平：又名甲哌力福霉素，是半合成的强效广谱抗生素。和异烟肼一样，属于高效杀菌剂，能杀灭细胞内外的结核杆菌，并对代谢活跃、代谢低下的细菌都同样具有杀灭作用，且其抗菌作用也不受组酸碱度的影响。该药可较快产生耐药性，不宜单独使用，但和其他抗结核药物之间没有交叉耐药性，对其他药物产生耐药性的结核杆菌仍有效。该药和异烟肼、乙胺丁醇有协同作用，而且可延缓抗药性产生。对氨水杨酸妨碍该药吸收，合用时必须间隔 8 小时。

不良反应：a. 胃肠道症状，如厌食、恶心、腹痛、腹泻。b. 过敏反应。c. 肝功能改变如转氨酶升高、肝脏肿大、黄疸。d. 少尿、血尿、肾功能衰竭。动物试验曾有致畸报道。

注意事项：利福平是一种半合成生物制剂，一般情况下，性质比较稳定，但容易受氧化酶作用而氧化，使其杀菌作用降低,健康人唾液和胃液均可使利福平氧化,使其效价降低。为了避免这种情况,在进食前后均不宜服用,因进食前后唾液和胃液均分泌旺盛,易将药物氧化。再者,胃内食物也影响药物的吸收,食物中的某些蛋白质,还可与利福平结合使其作用减弱。在一日中什么时间服用最好呢? 在早饭前2小时服用最好,因为这时的唾液和胃液分泌为最低状态,服药后药物很少被氧化,且药物吸收迅速,短时间内血内药物浓度可达到最高峰,提高药物的疗效。利福平不要与对氨水杨酸和镇静剂一起合用,服用时要间隔8~12小时。服用利福平要禁酒,因乙醇可加重利福平对肝脏损害;利福平有致畸作用,妊娠3个月内禁止使用;利福平可致口服避孕药失效,所以在服用利福平期间要采用其他方法避孕;服用利福平后病人尿的颜色发红,鼻涕、眼泪也可发红,这是利福平的代谢产物,属正常现象。

④ 吡嗪酰胺:在酸性环境中作用尤佳,能杀灭细胞内结核杆菌,是短程化疗不可缺少的药物。与异烟肼、链霉素合用可增强疗效,但无交叉耐药。

不良反应:大剂量可引起肝损害、黄疸、中毒性肝炎、痛风,偶见皮疹、药热、对光过敏等。采用常规剂量,上述作用不易出现。

⑤ 乙胺丁醇:乙胺丁醇对生长繁殖期的结核杆菌有抑菌作用,对静止期结核杆菌及其他菌无效。抗结核杆菌能力比异烟肼、链霉素弱,但比PAS强,单用时耐药性产生较快,与其他抗结核药无交叉耐药性,合用可延缓耐药性产生。与链霉素、异烟肼、利福平或乙硫异烟胺合用,疗效较好,且较少产生耐药性。

不良反应:较少,胃肠道反应轻,大多可以耐受。大剂量可致球后视神经炎,表现视野缩小、中心盲点及绿视。偶

致过敏反应和肝功能损害。

⑥ 莫西沙星:其作用机制为抑制结核分枝杆菌 DNA 旋转酶(拓扑异构酶)的 A 亚单位,该酶是细菌 DNA 复制的基础,为杀菌药。在氟喹诺酮类药物中莫西沙星的抗结核作用最强,其次为左氧氟沙星,氧氟沙星相对较弱。此类药物适用于各类型复治、耐药结核病的治疗。不良反应包括:胃肠道反应有恶心、呕吐、不适、疼痛等;中枢反应有头痛、头晕、睡眠不良等,并可致精神症状;其他不良反应包括光敏反应、关节损害、结晶尿、肝损害、心脏毒性、干扰糖代谢等。妊娠及哺乳期妇女禁用。18 岁以下青少年、儿童不宜应用该品。有精神病史者、癫痫病史者慎用或禁用。注意该类药物不要与含铝、镁、铁、锌制剂同服,防止干扰其吸收。氟喹诺酮类药物会引起过敏性休克、喉头水肿等严重过敏反应,过敏者禁用。肾功能障碍者慎用,老年病人应用此药需检测肾功能。

⑦ 氧氟沙星:其作用机制、不良反应与莫西沙星相仿。该药在巨噬细胞内有较高的药物浓度,具有与细胞外十分相近的 MIC,在巨噬细胞中与吡嗪酰胺有协同作用,与其他抗结核药物之间可能为相加作用。

⑧ 左氧氟沙星:是氧氟沙星的光学活性 L 型异构体,抗菌活性要比 D 型异构体大 8~128 倍,其对结核杆菌的 MIC 0.25~0.5 微克/毫升,MBC 0.5~1 微克/毫升,比氧氟沙星强 1 倍,巨噬细胞内药物浓度较高。其作用机制、不良反应与莫西沙星相仿。

⑨ 卡那霉素:卡那霉素对链霉素、异烟肼、对氨水杨酸耐药的结核杆菌仍有抑菌或杀菌作用,单用该药易产生耐药性。它和链霉素有单向交叉耐药性,即耐链霉素的结核杆菌仍对卡那霉素敏感,而耐卡那霉素的结核杆菌对链霉

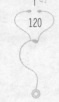

素不敏感。该药口服不易吸收，多用肌内注射，每次肌内注射0.5克，一日2次。疗程2~3个月。儿童与老人剂量酌减。

不良反应及注意事项：a. 卡那霉素主要毒性是对第八对脑神经和肾脏的损害，可引起听力减退和耳聋，肾功能不全者忌用。b. 大量注入胸腔，可引起呼吸抑制。c. 少数病人用药后可出现恶心、食欲不振，停药后可自行消失。妊娠期禁用。

⑩ 丁胺卡那霉素：与卡那霉素同属氨基糖苷类，其作用机制是通过破坏核糖体的功能而抑制蛋白质合成，在酸性、细胞内环境其功能受到抑制。但其杀菌活性高，而不良反应稍低于卡那霉素。该药采用肌内注射时，疼痛较甚，是造成病人不规则用药的因素之一。该药还可引起电解质紊乱，如低钾、低镁。

⑪ 卷曲霉素：卷曲霉素属于环多肽类，其化学结构不同于氨基糖苷类，但抗菌机制相似，属杀菌剂。多肽的作用是抑制肽基-tRNA 的转移和蛋白质合成。与氨基糖苷类没有交叉耐药性。单用易产生耐药性，需与异烟肼和对氨水杨酸等其他抗结核药联用，可用于对第一线抗结核药产生耐药性的复治病人。

不良反应：a. 不良反应与链霉素同，可有短暂的蛋白尿、听力减退，停药后可恢复。b. 过敏反应，如嗜酸粒细胞增多症、发热、皮疹等。c. 可引起电解质紊乱，如低钾、低镁、低钙等。

⑫ 环丝氨酸：该药为丙氨酸的类似物，为抑菌剂。其作用机制是竞争性阻滞促使丙氨酸和丙胺酰-丙氨酸结合为二肽（分枝杆菌细胞膜的基本成分）的酶。与其他抗结核药物没有交叉耐药性。在 RFP 问世以前，环丝氨酸是复

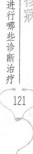

治化疗方案中的主要成分之一。

不良反应:可引起神经精神症状、视觉改变、皮疹、黄疸等。癫痫、抑郁、精神病等禁用。与丙硫异烟胺、异烟肼合用可增加神经精神症状。

⑬ 丙硫异烟胺:是异烟肼的衍生物,具有抑制结核杆菌的作用,高浓度时具有杀菌作用,与异烟肼、链霉素、对氨水杨酸、吡嗪酰胺无交叉耐药性,但与氨硫脲有交叉耐药性。作用机制主要是阻碍分枝菌酸(结核杆菌细胞壁的主要成分)的合成,从而影响细胞壁的坚韧性、致密性,导致通透性增加,引起细胞破裂、死亡。该药主要用于耐多药结核病的治疗。

不良反应及注意事项:a.胃肠道反应:主要表现为食欲不振、恶心、呕吐,多于用药2~3周后发生。b.肝脏损害:主要为转氨酶升高、黄疸。c.少数病人有精神抑郁、末梢神经炎、关节痛、皮疹、痤疮等。d.孕妇和12岁以下儿童不宜应用。e.大剂量可引起体位性低血压。

⑭ 对氨水杨酸钠:对氨水杨酸钠对结核杆菌有抑菌作用,其对结核杆菌的疗效比异烟肼和链霉素差,但结核杆菌对其不容易产生耐药性,常与异烟肼、链霉素联用,可减少耐药性产生,并增加疗效。作用机制是破坏叶酸的代谢。广泛分布于腹水、胸水和滑膜液中,脑脊液(10%~15%)和胆汁中分布少。目前主要用于耐多药结核病的治疗。口服,每日10~15克,分4次,饭后口服。静滴,每日8~12克(先从小剂量开始),以生理盐水或5%葡萄糖液溶解后,配成3%~4%浓度滴注。

不良反应及注意事项:a.胃肠道反应:对氨水杨酸钠很少引起严重的毒性反应,应用足量只是出现肠胃的刺激症状,如食欲不振、恶心、上腹部疼痛、烧灼感,严重者可引起胃溃疡和出血。b. 对肾脏刺激症状：可产生结晶尿、蛋白尿，肾功能不全者慎用。c. 对肝脏影响：在治疗过程中可出现血清转氨酶上升及其他肝功能损害，少数出现黄疸，甚至发生急性黄色肝萎缩。d. 过敏反应：过敏性皮炎、药物热、粒细胞减少、凝血时间延长，多在用药3~8周出现，停药后消失。e. 甲状腺功能低下（与丙硫异烟胺合用时将增加此风险）。f. 静滴一般用于结核性脑膜炎等严重病例，应在避光下5小时内滴完，变色后不可再用。g. 能干扰利福平的吸收，故与之同用时，两者给药时间应隔6~8小时。

⑮ 对氨水杨酸异烟肼（商品名：力排肺疾、力克肺疾、力康肺疾等）：是一种复合制剂，化学名为4－吡啶甲酰肼－4－氨水杨酸盐，是由异烟肼和对氨水杨酸组成的分子化合物，对部分耐异烟肼或对氨水杨酸菌株仍敏感。对氨水杨酸异烟肼大多用于难以组成有效方案时。

⑯ 利福喷汀：作用机制同利福平。特点：该品体内外抗菌活性强于利福平，而且有长效作用，更适合在医务人员直接观察下的间歇短程化疗。体内抗结核实验表明，给小鼠一次灌胃利福喷汀10毫克/千克，其体内抗结核活性可持续4~5天，而利福平不足1天。以相同剂量利福喷汀每周1次用药，可获得利福平每周6次用药相似的疗效。单独使用大多产生耐药性。该品与利福平呈交叉耐药。不良反应同利福平，但较轻微。

⑰ 利福布汀：是由S利福霉素衍生而来的半合成的抗生素，具有高亲脂性，因此分布广泛，在组织细胞内易吸收。利福布汀抗结核作用机制同利福平，而利福布汀是否能抑制非结核分枝杆菌DNA依赖的RNA多聚酶还无法肯定。不良反应有：皮疹、胃肠道反应、中性粒细胞减少，偶尔出现

血小板功能不全、流感样综合征、肝炎、溶血、关节痛、骨髓炎、呼吸困难等。老年人、合并严重肾功能损害者用药时需注意调整剂量。基于抗结核药物和抗病毒药物间的相互影响,在耐药结核病合并爱滋病的情况下,宜选用利福布汀。

肺结核病有哪些 杀菌药和抑菌药

哪些为杀菌药或抑菌药,应视其血中药物浓度来决定,浓度高的为杀菌药,低的为抑菌药。一般认为,血中药物浓度达到试管内最小抑菌浓度 10 倍以上的是杀菌药物,如在 10 倍以下则为抑菌药物。如异烟肼和利福平,由于渗透力强,且需要抑制细胞生长的浓度低,常用量时无论是在细胞外还是细胞内,都能达到试管最小抑菌浓度的 10 倍以上,是全价杀菌药;链霉素和吡嗪酰胺不是这样,链霉素不能渗透到细胞内,只能在细胞外达到这个浓度,是半价杀菌药。吡嗪酰胺虽在细胞内外都能达到这个浓度,但由于该药只在酸性环境中(细胞内呈酸性反应,细胞外呈弱碱性反应)发挥作用较好,也是半价杀菌药。其他的抗结核药物,常用量时其在体内的浓度都在试管最低抑菌浓度的 10 倍以下,而这些药物因不良反应,剂量也不能加大,它们都是抑菌药物。

何谓短程化疗方案

短程化疗方案是指将传统的 1.5~2 年治疗期缩短至 6~9 个月的化疗方案。以前的长程治疗方案往往病人不易坚持而随时停药,又增加了耐药性,使其治疗难度加大。短程化疗避免了长期服药或注射所致的种种困难,减少了治疗中断,提高了规律服药率和化疗的成功率。短程疗法要达到3个要求:从近期疗效上要能使痰菌阴转达到95%以上,从远期疗效上要减少甚至不再复发;短程三药或四药联用应尽量避免毒性反应的发生。对药物的要求,要具备两种杀菌药物,即不但对繁殖旺盛的结核杆菌有杀灭作用,而且对静止和休眠顽固菌也必须具有杀灭作用。

肺结核病为什么要进行两个阶段治疗

两个阶段疗法是将疗程分为两个阶段:第一阶段选择有力的杀菌药,联合规律每日用药2~3个月,称为强化阶段;第二阶段选择药物种类、剂量、给药时间可适当减少,称为巩固阶段(巩固期限由化疗方案具体决定)。两者之间是相互依赖的。上述两阶段疗效取决于真联合、规律用药、疗程长短、初期耐药性的流行情况和最初细菌学状况(涂片镜检阳性还是培养阳性)等因素有关。

什么是间歇疗法

间歇疗法是指给药的间隔时间在一天以上,可以全程采用,也可只在巩固期应用。理论根据是结核杆菌触接抗结核药物后,有2~10天不等的延缓生长期。在此时期,结核杆菌不繁殖呈近似静止状态,用药往往作用不大。待恢复繁殖生长期,再予以突击治疗,则事半功倍。现常用的抗结核药物除氨硫脲外均可用于间歇治疗。实践证明,间歇给药次数以每周二次最佳,疗效同每日用药。病情较重或空洞排菌应先强化治疗后再间歇治疗,否则疗效不佳。间歇治疗期间,药物剂量应适当加大,但链霉素、卡那霉素等毒性较大的药物除外。间歇化疗的总药量、服药次数、不良反应、治疗费用均减少,为坚持规则治疗创造了有利条件。

肺结核病为何要联合用药

如前所述,在结核病灶中,存在着对各种抗结核药物不同比例的自然耐药菌株。例如,每1亿条结核杆菌中可能有1条耐利福平;每10万条结核杆菌中有1条耐异烟肼;每1 000条结核杆菌中有1条耐氨硫脲。一般病灶中的结核杆菌量越多,其中的自然耐药菌越多。一个直径2.5厘米的空洞内含细菌量可达1亿个。在这种情况下,如单用一种抗结核药物,虽然能杀灭大多数敏感菌,但少数自然耐药菌仍可继续繁殖生长,且逐渐发展成为优势菌群。据报道,单用异烟肼第四周时,病灶中繁殖的自然耐药菌量可以和敏感菌量相等;到第18周时,病灶中几乎全部变成耐药菌,致使异烟肼无效,这就是单用药容易造成化疗失败的缘故。如果采用联合用药,情况就会截然不同。自然耐药菌大多只耐一种药,很少同时耐两种或两种以上药物。又因自然耐药菌对各种药物的耐药性不同,即对某一种药物耐药的细菌可能对另一种药物敏感,故采用联合用药可以彼此交叉杀灭自然耐药菌,最大限度地减少自然耐药菌的发生率,从而保证化疗成功。联合用药必须是"真联合"而不是"假联合"。具体地说,如果用某一组药物治疗无效或已产生耐药性,需要更换药物时,不能只换其中一种药,而应更换一组药。如果只更换一种药,实际上仍然是单一用药,这种形式的"假联合"常造成难治性病例。

肺结核病为何要顿服法用药

传统的给药方法是将一日总量分为数次服用,或分次肌内注射,这给病人带来了不少麻烦,也是造成不规律用药的原因之一。为了方便病人,坚持规律化疗,提高疗效,减少复发,目前提倡顿服法,将一日总量一次顿服或一次注射。顿服法的科学根据是:药物顿服后,所获得的血药浓度比分次服用者高,可以获得高峰血药浓度。研究显示,药物疗效与血药高峰浓度有关,血药高峰浓度要比持续低浓度的疗效好。同时,顿服的方法简便,病人易接受,不良反应并不比分服法多。因此,除了极少数不良反应严重的药物外,不论采用每日疗法或间歇疗法,凡一次服用能耐受者,均可一次性给药(包括口服药物和注射药)。

肺结核病选择化疗方案
主要依据是什么

① 首先根据病人排菌程度:如果痰菌涂片和培养均为阳性,即应选择最强有力的抗结核药物杀灭结核杆菌使痰菌阴转。痰菌结果能较准确地反映病人是否排菌,而 X 线表现却不能表示排菌情况,有的病人甚至还可能出现病变与排菌的"分离现象",即化疗结束后胸片上留有空洞,但实际上痰菌早已阴转;而有的病人虽然胸片上病变已基本硬结,但仍然在排菌。如果单凭 X 线表现去决定化疗方案和是否继续治疗,可能把似乎无活动性,但实际上的排菌病人不给予治疗,而把那些疗程结束、痰菌长期阴转、病灶似乎仍无活动性的病人给予不必要的延长治疗。

② 注意药物的毒性反应,特别是第二线药物对肝脏有显著毒性,疗程中应注意检查肝功能。如有不良反应发生,应及时停药观察或改换方案。注意药物的安全性,它是以药物常用剂量与产生毒性剂量间的比值大小来决定的,比值越大,安全性越强。安全性比值最大为3~4,如异烟肼、利福平;安全性最差者的比值在1.0以下,如卡那霉素、对氨水杨酸及氨硫脲等。

③ 应当选用疗效高、效果好、应用方便、经济便宜、药源充足的药物。过分昂贵,病人难以负担,当症状严重时可以接受,以后经济困难,不能坚持治疗就会前功尽弃。其次,尚有因药源不足,中间停药而影响疗效,均应全面考虑。

④效果:常以完成疗程病人的痰菌阴转率和停止治疗两年内细菌学复发率为主要考核指标。

⑤病人的可接受性:尽量选用方案简单、用药次数和用药量少的方案。疗程短比疗程长、间歇比每日用药更方便病人。

肺结核病初治菌阳病人有哪些化疗方案

治疗对象:初治菌阳肺结核病人,伴有空洞或粟粒型初治菌阴肺结核病人,新发肺外结核。

① 2HRZE(S)/4HR

强化期:异烟肼(H)、利福平(R)、吡嗪酰胺(Z)及乙胺丁醇(E)[或链霉素(S)]每日1次,共2个月,用药60次。

继续期:异烟肼、利福平每日1次,共4个月,用药120次。全疗程6个月,计180次。

② 2HRZE(S)/4H$_3$R$_3$

强化期:异烟肼、利福平、吡嗪酰胺及乙胺丁醇(或链毒素)每日1次,共2个月,用药60次。

继续期:异烟肼、利福平隔日1次(即 H3R3 为隔日1次或每周3次),共4个月,用药60次。全疗程6个月,计120次。

③ $2H_3R_3Z_3E_3(S_3)/4H_3R_3$

强化期:异烟肼、利福平、吡嗪酰胺及乙胺丁醇(或链毒素)隔日1次,共2个月,用药60次。

继续期:异烟肼、利福平隔日1次,共4个月,用药60次。全疗程6个月,计120次。

注:① 在上述3个案中均列出乙胺丁醇与链毒素两种药物,可任选一种。根据科研结果,此两种药物治疗效果无明显差异,但乙胺丁醇使用方便,还可避免由于使用注射所致的交叉感染。建议对国人首选乙胺丁胺,对儿童为避免导致视力障碍应慎用乙胺丁醇。

② 应用上述诸方案治疗至第2个月末时,病人痰菌检查如仍为阳性,则应延长1个月强化期,相应缩短1个月的继续期,分别改为 3HRZE(S)/3HR、3HRZE(S)/3H3R3、3H3R3Z3E3(S3)/4H3R3。

③ 如病人治疗至第5个月末仍阳性,至第6个月末痰菌未转阴,应延长2个月的继续化疗期。第8个月末查痰结果为阴性,则应停止治疗(治愈);若仍为阳性,则列为初治失败,改用复治涂阳化疗方案。

肺结核病初治涂阴病人有哪些化疗方案

除外有空洞、粟粒型涂阴肺结核病人。

① 2HEZ/4HR

强化期:异烟肼、利福平、吡嗪酰胺每日 1 次,共 2 个月,用药 60 次。

继续期:异烟肼、利福平每日 1 次,共 4 个月,用药 120 次。全疗程 6 个月,180 次。

② $2HRZ/4H_3R_3$

强化期:异烟肼、利福平、吡嗪酰胺每日 1 次,共 2 个月,用药 60 次。

继续期:异烟肼、利福平隔日 1 次,共 4 个月,用药 60 次。全疗程 6 个月,120 次。

③ $2H_3R_3Z_3/H_3R_3$

强化期:异烟肼、利福平、吡嗪酰胺每日 1 次,共 2 个月,用药 30 次。

继续期:异烟肼、利福平每日 1 次,共 4 个月,用药 60 次。全疗程 6 个月,90 次。

涂阴病人治疗满疗程,痰菌检查仍为阴性,不要判断为"治愈",应归类于"完成疗程"。

肺结核病复治涂阳病人有哪些化疗方案

① 2HRZES/6HRE

强化期:异烟肼、利福平、吡嗪酰胺、乙胺丁醇和链霉素每日 1 次,共 2 个月,用药 60 次。

继续期:异烟肼、利福平和乙胺丁醇每日 1 次,共 6 个月,用药 180 次。全疗程 8 个月,计 240 次。

② $2HRZES/6H_3R_3E_3$

强化期:异烟肼、利福平、吡嗪酰胺、乙胺丁醇和链霉素每日1次,共2个月,用药60次。

继续期:异烟肼、利福平和乙胺丁醇每日1次,共6个月,用药90次。全疗程8个月,计150次。

③ $2H_3R_3Z_3E_3/6H_3R_3E_3$

强化期:异烟肼、利福平、吡嗪酰胺、乙胺丁醇和链霉素每日1次,共2个月,用药60次。

继续期:异烟肼、利福平和乙胺丁醇每日1次,共6个月,用药90次。全疗程8个月,计120次。

患肺结核病治疗
需要多长时间

肺结核治疗时间至少需半年。值得注意的是,病人应用抗结核药物后,许多症状可在短期内消失,2个月左右体内大部分结核菌已被杀灭,但此时还有部分结核菌依然存活,通常叫作顽固菌。只有坚持用药才能最终杀灭顽固菌,否则很容易复发。必须教育病人坚持完成全疗程治疗,医生认为可以停药时才能终止。

患了肺结核病治疗是否用药
越多、时间越长效果越好吗

结核病的治疗需要多个药物联合使用,但并不意味着药用得越多越好。有一个适量的问题。过多品种或过大剂量的抗结核药物,会增加不良反应的发生。应根据病人的年龄、体重、参照抗结核药物的剂量表,给予适当的治疗药量和品种。病人应按照医生的医嘱用药,切忌自己随意增加或减少。一般来说,结核病人的用药时间为

6~9个月,按规定完成全疗程,大部分病人即可获得治愈,此时医生就会让病人停药。但也有些病人担心结核病复发而自行延长治疗的疗程,继续找其他医生开药治疗。其实这样不仅不会减少复发率,反而会增加药物的不良反应。

何谓痰菌阴转

在治疗中,医生经常会叫病人检验咳出的痰液中是否还有结核菌。在治疗开始前,痰中若能检验到结核菌,称为痰菌阳性。经过治疗后,痰中检验细菌没有了,也就是痰菌阴性了,这个从阳性到阴性的过程,叫作痰菌阴转,是反映治疗效果的一个重要参考指标。

何谓耐药结核病

耐药结核病是指结核病人排出的结核杆菌对一种抗结核药物产生了耐药性,WHO 目前将耐药结核病分为 4 种:

a. 单耐药结核病:结核病人感染的结核杆菌体外被证实对一种抗结核药物耐药;b. 多耐药结核病:结核病人感染的结核杆菌体外被证实对不包括同时对异烟肼、利福平在内的一种以上抗结核药物耐药;c. 耐多药结核病(MDR-TB):结核病人感染的结核杆菌体外被证实至少同时对异烟肼和利福平耐药;d. 广泛耐药结核病(extensive drug resistant tuberculosis, XDR-TB):在 MDR-TB 的基础上,还对氟喹诺酮类药物中的 1 种以及至少对以下 3 种注射药物(卷曲霉素、卡那霉素和丁胺卡那霉素)中的 1 种产生耐药的结核病。

耐药结核病产生原因:a. 化疗方案不合理:药物联合的不合理、不恰当,用药剂量不足,服药方法不当,疗程不足或间断用药,对失败和复发的病例处理不当等。b. 对病人的治疗缺乏管理或管理不善。c. 抗结核药物供应不足,种类不全或质量差。d. 病人经济困难造成间断、不规则用药。e. 药物不良反应:由于药物不良反应导致病人不能坚持用药。以上为继发性耐药。f. 原始耐药:从未接受过抗结核治疗的病人感染了另一个病人的耐药菌。

危害严重的是继发性耐药。部分病人在经历了好转、恶化反复交替、长期不愈的诊疗过程后,最终成为耐药或耐多药结核病。继发性耐药是自觉或不自觉的人为因素所致,根本原因是抗结核治疗不规范。

在结核病治疗中,医生的宣教是必不可少的工作内容,需要给病人传授结核病的有关知识,药物的服用方法,治疗的疗程,特别是坚持治疗和完成全程治疗对痊愈的重大意义。事实上很多病人并不了解自己的病情和预后,导致部分病人把暂时症状的缓解误认为结核病已获得痊愈,便自行停药。

在结核病的治疗中,随诊工作十分重要。通过随诊,医生和病人可进行充分交谈、及时了解病人病情的变化以及治疗、用药状况,病人也可反映治疗过程中的感受,客观上起到督导作用。然而许多时候病人拒绝随诊,或因忽视自己的病情未察觉药物不良反应,因此得不到及时处理而加重;或因对治疗过程中出现的药物不良反应或一些可以克服的困难不是积极采取相应措施解决,反而首先是随意自行中断治疗,待病情恶化后再次就诊。如此循环往复造成间断治疗导致耐药。

肺结核病人病情没好转
就是耐药结核病吗

有些病人就诊时会问医生"我的肺结核病治疗了很长时间都不见好,是不是耐药了?"这种情况不能一概而论,要具体分析。首先,证实耐药必须痰里能找到结核菌,并且做药物敏感检验结果证实对某些药物耐药,单凭胸片不好转,痰里检查没有细菌就不能说是耐药,最多也只是怀疑耐药。这时有两种可能,一种是确实耐药,但没有查到细菌,需多次检查痰液。还有一种是除了结核病以外,又得了其他疾病,需进一步检查得以明确。

耐药结核病会有哪些危害

耐药、耐多药结核病的治疗极其困难,主要是缺乏新药、敏感药。随着病情的加重,治疗愈发困难,即便当前科学地选用以二线抗结核药为主的长疗程方案,仍然有一部分病人不能治愈。

由于耐药结核病病程迁延不愈,传染性增强,传染期必然延长,对健康人群造成严重威胁,特别是随着 HIV/AIDS 在人群中的蔓延,增加了感染结核分枝杆菌和耐药结核分枝杆菌的机会,随时存在耐药结核病在这种人群中的爆发流行的危险,加速结核病人死亡的进程。

由于耐药结核病难以治愈,其治疗费用大大增加,耐药结核病的治疗费用比一般结核病要高 100 倍,医疗负担十分沉重。同时病人流动求医的现象也比比皆是,增大耐药菌传播机会,加大传播范围,增强传播力度。导致耐药结核病波及人群更加广泛,其中青壮年占据较大比例。耐药结核病长久得不到治愈,直接影响我国社会的稳定和经济的持续发展,生产受损、家庭生活受到威胁。

耐药结核病防治有哪些策略

在制定耐药结核病的治疗策略时应根据耐药结核病人的耐药情况、治疗史等进行综合考虑。目前对耐药结核病的治疗提倡采用综合性治疗策略,包括化学治疗、免疫治疗、萎陷疗法、介入治疗、外科手术、中医药和营养支持治疗等。

1998年,WHO首次提出了耐药结核病的防治与管理策略即"DOTS-Plus"策略,是指在基本DOTS规划下的耐药结核病管理,具体内容是将丁胺卡那霉素、卡那霉素、卷曲霉素、环丝氨酸、对氨水杨酸钠、环丙沙星和氧氟沙星等7种二线抗结核药列为基本药,纳入结核病控制规划内,对其使用、价格和质量实行规范化管理,加强对耐药结核病人的治疗并防止新耐药性发生。"DOTS-Plus"策略有5个要素:a.持续不变的政府承诺;b.合理的病人发现策略,包括通过有质量保证的培养和药敏试验(DST)方法,及时、准确地诊断耐药结核病人;c.在正确的病人管理情况下使用二线抗结核药物的合理治疗策略;d.确保不间断供应高质量的抗结核药物;e.标准化登记和报告系统。

患了耐药结核病能治愈吗

得了耐药肺结核也不要惧怕,单耐药的治疗没有太大问题。多耐药特别是耐多药的治疗比较棘手,医生会给不同的病人以不同的药物治疗。一般来说给予 1~2 年的规范抗结核治疗,约有 50％左右的病人能够治愈。

什么是耐多药结核病

耐多药结核病(MDR-TB)是指结核病人感染的结核杆菌体外被证实至少同时对异烟肼和利福平耐药,目前耐多药结核病的治疗策略主要有:

① 标准化治疗:治疗方案是根据特定病人分类的有代表性的耐药监测资料而设计的。应尽可能通过药敏试验确诊 MDR-TB 可疑者。同一组或同一类别的所有病人使用同一治疗方案。

② 经验性治疗:每一方案根据病人个体既往抗结核治疗史和既往有代表性的耐药监测资料进行设计。经验性治疗应根据随后获得的药敏试验结果进行调整。

③ 个体化治疗:每个方案的设计都是根据每个病人抗结核治疗史和药敏试验结果而确定。

标准化方案是根据不同类别或组别病人的有代表性的耐药监测资料而设计。如果一个国家无法进行 DST,跨国实验室可以提供帮助以得到有代表性的资料。标准化治疗方案可使更多的病人得到治疗,而治愈率可与个体化治疗相当。其他优点还包括:实施相对简单、药物购置简单、容易培训、不容易出现管理错误、对高技术实验室依赖性低等。个体化治疗方案对实验室要求较高,需要对二线抗结核药物进行药敏试验。个体化治疗方案的一个优势在于可以避免病人使用已经耐药、毒性大、价钱昂贵的药物。在二线抗结核药物耐药率高的地区很难找到适合所有病人的标准化治疗方案。因此,在这些地区个体化治疗方案具有优势。当然,标准化方案和个体化方案也可结合使用。

耐多药结核病抗结核药物应怎样分组

WHO 在耐多药结核病的规划管理指南中根据抗结核药物的疗效、使用经验和分类将其分为五组:

第1组:一线口服抗结核药物,包括异烟肼(H)、利福平(R)、乙胺丁醇(E)、吡嗪酰胺(Z)、利福布汀(Rfb)。

第2组:注射用抗结核药物,包括链霉素(S)、卡那霉素(Km)、丁胺卡那霉素(Am)、卷曲霉素(Cm)。

第3组:氟喹诺酮类药物,包括氧氟沙星(Ofx)、左氧氟沙星(Lfx)、莫西沙星(Mfx)、加替沙星(Gfx)。

第4组:口服抑菌二线抗结核药物,包括乙硫异烟胺(Eto)、丙硫异烟胺(Pto)、环丝氨酸(Cs)、特立齐酮(Trd)、对氨水杨酸(PAS)。

第5组:疗效不确切的抗结核药物(未被 WHO 推荐为 MDR-TB 治疗常规药物),包括氯法齐明(Cfz)、阿莫西林/克拉维酸(Amx/Clv)、克拉霉素(Clr)、利奈唑胺(Lzd)、氨硫脲(Th)。

选择耐多药结核病治疗方案有哪些基本原则

耐多药结核病治疗方案的设计应遵循以下原则:

① 治疗方案建立在病人用药史和药敏试验结果基础上。

② 方案应该包括至少 4 种确定有效、或几乎确定有效的药物；若至少 4 种药物的有效性不确定，依据特定药物及有效性不确定的程度应用 5~7 种药物。

③ 不使用交叉耐药的药物，如所有利福类药物（利福平、利福布汀、利福喷汀、利福拉吉）具有高度的交叉耐药。氟喹诺酮类具有可变的交叉耐药性，体外的实验资料显示低代的氟喹诺酮类出现抗性时，高代的氟喹诺酮类仍表现敏感。在这种情况下，还不清楚高代的氟喹诺酮类药物在临床上是否有效。并不是所有的氨基糖苷类和多肽类药物出现交叉耐药，一般情况下，仅卡那霉素和丁胺卡那霉素完全交叉耐药。

④ 排除对病人不安全的药物，如已知严重的过敏反应或难以控制的不耐受，有严重的不良反应，包括肾衰、耳聋、肝炎、抑郁和（或）精神疾患，药物的质量不明或怀疑有问题的药物。

⑤ 药物至少每周使用 6 天。吡嗪酰胺、乙胺丁醇、氟喹诺酮类尽量每天给药，剂量因此可以达到更有效的峰值浓度。根据病人的耐受性，其他二线抗结核药物也可以每天使用一次，但是习惯上还是将乙硫异烟胺/丙硫异烟胺、环丝氨酸和对氨水杨酸每天分次服用。

⑥ 注射剂（氨基糖苷类或卷曲霉素）至少使用 6 个月。

⑦ 治疗疗程应为痰涂片和培养阴转后至少 18 个月。

⑧ 治疗全程使用 DOT，每次服药后均在治疗卡上作出标记。

⑨ 吡嗪酰胺尽量全程使用。多数 MDR-TB 病人伴有肺部慢性炎症，理论上可产生利用吡嗪酰胺发挥作用的酸性环境。

怎样判断结核病的治疗效果

目前,国际上判断肺结核病的化疗效果时,一是看病人近期痰菌阴转情况,也就是在用药后,初治2、5、6个月末,复治2、5、8个月末痰菌是否转阴;二是看病人远期复发情况,即痰菌阴转病人在停止化疗后是否复阳(阳性)。至于单纯以肺部X线病变的吸收、稳定、硬结、空洞的缩小与闭合作为判断疗效是不科学的。抗结核的化疗属严格的抗菌治疗,肺部病变的吸收、空洞的闭合,要靠机体自身的组织修复功能,所以只要完成疗程,痰菌转阴就可以停止治疗了。

影响肺结核病化疗
效果有哪些因素

影响结核病人治疗效果的因素主要有:

① 方案的合理性,即是否符合化疗生物学机制。常见不合理用药是单一用药。其形式有二:一是制订化疗方案时,在不敏感药物的基础上,外加一种敏感药物,表面上不是单一用药,实际上仍是单一用药;二是治疗途中随意增减与方案无关的其他药物,如加用中药。

② 不规则化疗与治疗中断:在上海1977年抽样调查表明,不规则服药率为25.2%,自动停药率为16.3%。擅自停药的原因很多,如病情较轻或症状消失快、经济困难、交通不便、药物反应、失去信心、药源缺乏、家庭因素等。

③ 耐药性的产生:在化疗失败的排菌者中,约有55%

的人可排出对某一药物具有耐药性的细菌,应做药物敏感试验。

④ 个体因素:a. 合并症:如硅沉着病(矽肺)、糖尿病及胃肠道疾病服药不能耐受者。b. 免疫缺陷。

肺结核病化疗失败有哪些原因

结核病人治疗失败的原因有:

① 不规则服药或过早停药:这是化疗失败最主要的原因。病初发时,症状明显,病人大多能按规定服药。由于化疗的作用,服药后症状很快改善甚至消失,病人以为治愈了,往往就不规则服药,甚至过早停药,在治疗长达1~2年的疗程有此种情况,即使疗程缩短到6~9个月,也有不坚持规则服药的情况。有时也有医务人员没有对病人说清楚坚持服药的重要性,而发生不规则服药的情况。应采取一切措施克服不规则服药。

② 因药物的不良反应停药:因药物不良反应,医生没有坚持,或病人自动停药,也是常见的化疗失败的原因之一。当药物产生某些不良反应,如胃纳不佳、关节疼痛等等,对轻的不良反应应鼓励病人克服,坚持服药。遇有过敏反应或中毒症状明显时,应改用其他药物。

③ 病情危重,药物来不及发挥作用:有时发病骤然,或病人延迟就诊,病情严重,抗结核药物尚来不及发挥作用,病人即濒于死亡。对这些病人可在抗结核药物的保护下谨慎应用激素控制高热或其他毒性症状,争取时间,使药物能发挥作用。

④ 不恰当的用药方案:往往由于医生经验不足,药物

正在发挥作用,但症状尚未控制,或痰内细菌尚未阴转,过早改药。有的虽用两药,其中一药早已用过并产生耐药性,加用一种新药,实际上等于只用一种敏感药,也易产生耐药性。复治病人已应用一种或两种药物,因早已产生耐药性,再加一种新药,临床症状虽可能稍有好转,但随即产生耐药性。若再加一种药物,同样先有症状好转,又产生耐药性。如此反复循环乃至对所有药物均产生了耐药。

⑤ 原始耐药或非结核分枝杆菌感染。

为什么化疗能使肺结核病人传染性迅速消失

肺结核的化学治疗是严格的抗菌治疗,它能迅速消除肺结核的传染性。事实证明,在合理的化疗下,肺结核病人痰中结核杆菌数量显著减少。如果每毫升痰液中有100万~1 000万个结核杆菌时,化疗两周即减少到5~50万个,为原来的5%;化疗4周可减少到0.25%(每毫升500~2 500个结核杆菌);在合理化疗下,不仅痰菌量减少,而且细菌活力降低,其致病力也减弱。在合理的化疗下,病人的咳嗽症状迅速减少或消失,从而也减少细菌传播机会。

传统观点认为,肺结核是一种可怕的传染病,病人应严密隔离,结核病医院应设立在郊区。然而,今天随着化疗的发展,已改变了上述观点。结核病最危险的传染源只是那些尚未发现的排菌病人。结核病防治工作的重点应是尽可能及时发现隐匿在人群中的痰菌阳性病人,并及时给予合理化疗。国外学者认为,一个病人的治愈等于许多人得到了预防,这充分说明化疗对控制结核杆菌的传播具有重要作用。

肺结核病人服用抗结核药物应注意些什么

结核病治疗的疗程长,不少病人不能坚持长期服药,对服药期间的注意事项也缺乏了解。结核病人在服药期间应遵循以下主要原则:

① 坚持合理用药、规律用药:病人是否坚持规律服药是治疗成败的关键。有研究表明,100%坚持规律用药的人,治疗成功可达96%。如坚持规律用药率仅在90%左右,治疗成功率下降到40%。不规律用药不但严重影响结核病的疗效,而且增加慢性排菌病人。世界卫生组织认为,慢性排菌性肺结核有可能成为"不治之症",比大多数癌症还要可怕! 已有调查结果显示,80%以上的慢性排菌性肺结核是由于不坚持规律治疗而造成的。因此,病人在治疗过程中必须做到以下几点:a. 遵照医生的嘱咐,坚持规律用药。b. 完成规定疗程,绝不可自行停药。c. 用药剂量要适当:药量过大,容易产生不良反应;药量不足,会促使结核杆菌产生耐药性,影响疗效。

② 了解药物的不良反应:无论哪一种药物都有其两重性,既具有利于治病的一面,也有损伤人体的一面。抗结核药物同样脱离不了这一原则。所以,在治疗过程中注意药物不良反应,对每个病人都是必要的。例如,链霉素可产生过敏反应,出现发热、皮疹等,个别人还可能发生过敏性休克,而其最常见的不良反应是对第八对脑神经的损害,表现为平衡失调、眩晕、耳鸣和眼球震颤等,少数病人可出现听力减退;异烟肼、利福平、吡嗪酰胺对肝脏损害较大,此外,这些药物也可产生过敏反应;服用乙胺丁醇时主要应注意

视力有无变化,该品可引起球后视神经炎,使视觉模糊、视力下降等;对氨水杨酸钠可引起食欲下降、恶心、上腹部疼痛、腹泻等。

③ 定期复查:定期复查除了总结前一段的治疗效果,帮助制订下一段的治疗方案外,医生还要了解有无药物的不良反应。一般正在治疗中的病人需要每 1 个月复查一次,复查内容包括痰抗酸杆菌涂片和培养、胸片、肝功能、血常规、尿常规、肾功能等。通过这些检查,医生可获得有关治疗效果和药物不良反应等方面的综合信息,便于及时调整治疗方案或采取相应的处理措施。

肺结核病人服药发生
不良反应怎么办

根据反应的轻重立即作出判断及决定:

① 出现下列不良反应时即刻停止用药:过敏性休克、流感综合征、皮疹、紫癜、高热、黄疸、急性肾功能衰竭、精神障碍等。

② 有下列情况发生时,应暂时停药观察:a. 视力逐渐减退。b. 眩晕逐渐增强,平衡功能失常,步履蹒跚。c. 听力逐渐下降。d. 胃肠道反应增加,肝功能丙氨酸转氨酶(谷丙转氨酶)逐渐上升。e. 尿中出现蛋白、管型、红细胞、白细胞。f. 精神神经症状逐渐增剧。g. 血红蛋白逐渐减低,白细胞总数逐渐减少,血小板数逐渐减少。h. 皮疹逐渐增多。以上症状有明显改善或消失可考虑试用,以决定恢复用药与否。

③ 病人在用药期间出现不良反应需及时地与诊治医生取得联系或立即到医院就诊。

病人肝功能损害应用抗结核药物需注意些什么

肝脏是人体的一个解毒器官,摄入的有害物质要经过肝脏解毒,才能使机体免受毒物的损害。多数抗结核药物对肝脏有不同程度的损害作用。临床上,把由于药物引起的肝功能损害称为药物性肝炎。

异烟肼可引起药物性肝炎或使原有肝炎加重。肝硬化病人应用该药后平均半减期延长一倍,血浓度也见升高,故有肝病时宜避免使用或慎用。利福平单独应用毒性小,但与异烟肼合用,可增加对肝脏的毒性,发生率可达 58%。黄疸发生率也较高,故在肝病时宜避免使用或慎用。其次,要严格控制药物剂量,严密观察有关症状的发生,对酗酒者、老年人、营养不良者等用药后应定期检查肝功能。当抗结核药物引起肝脏毒性反应时,应分析主要是由哪种药或哪几种药引起的。对氨水杨酸钠、吡嗪酰胺、氨硫脲、乙(丙)硫异烟胺等药对肝脏也有一定毒性,应用中应注意观察。

对已有肝脏损害的病人,拟定化疗方案时,应先用对肝脏毒性较小的药物,如链霉素或卡那霉素。要尽量避免或谨慎应用对肝脏毒性较大的药物,特别是利福平与异烟肼的联用。在化疗过程中,如果仅出现转氨酶轻度升高,并无明显症状,可以不停药进行观察。如果转氨酶升高幅度大,超过正常 4 倍以上,则须应停药观察。一旦出现黄疸,应立即停药,积极保肝治疗。待肝功能好转后继续应用抗结核药,或更换有关的药物。

病人肾功能减退应怎样
服用抗结核药物

抗结核药物易产生肾毒性作用。由于肾血管丰富,大量的药物透过肾小管分泌与排泄,或药物又被重吸收,致使肾小管细胞内的药物浓度增高,在肾功能损害时,抗菌药物或其代谢产物可同时积蓄而导致毒性反应,对肾有毒性的抗菌药物尤其如此。对肾功能损害的病人应用抗结核药物时,应注意如下几点:a. 肾功能损害程度;b. 抗菌药物对肾的毒性反应;c. 抗菌药物的药代动力学特点,以及药物的蛋白结合率等。因肾功能损害而使药物半减期延长,血清半减期可作为调整药物的重要依据。有条件的单位应多次测定药物的血浓度,以便随时调整用药。

肾毒性反应,最早症状为蛋白尿及管型尿。此时尿量无明显变化,继而出现红细胞并尿量减少或增加、氮质血症等。肾功能损害程度与剂量大小成正比,少数可出现肾功能衰竭。

在肾功能减退时,异烟肼、利福平在体内不积蓄,故可用常规剂量投药。剂量需减少或用药时间需适当延长者为氨基糖苷类抗生素,如链霉素、卡那霉素等。乙胺丁醇、对氨水杨酸也应慎用。

治疗过程中会有哪些
药物过敏征象

任何药物都可引起变态反应,但其发生频率由于个体状况和药物的不同而有很大的差异。药物过敏最常见的表现是发热和皮疹,常同时伴有瘙痒。较少见的症状有淋巴结肿大、脾肿大和肝肿大,伴有或不伴有黄疸。大多数药物过敏反应在治疗的第 1 个月出现,但也有例外,特别是皮疹,偶可在数月后出现。在化疗开始后的 4 周内有任何新的发热或突然的热度增高,应怀疑是由于一种变态反应所致,除非有什么其他明显的原因。药物过敏仅由所用药物中的一种引起,也可以同时几种药物引起。

发生过敏后,必须尽快证实引起变态反应的药物及确定对病人不产生变态反应的药物,这样可以尽快再次给药。首先应当停药,一旦停药,发热常在 24 小时内减退。当体温变为正常,皮肤反应消失时,开始进行药物试验。先给病人很小的试验剂量(反应越重,试验剂量越小,反应很重时试验剂量可为标准剂量的1/10)的药物,并观察病人以判定临床症状是否为药物过敏所引起,以及病人对何种药物过敏。如果病人对所试验药物过敏,2~3 小时内即可发生体温升高或皮疹。如果没有反应发生(通常在数小时内),下一次再可试给高一些的试验剂量。在轻症病人,第二次剂量可以是首次量的两倍。较重的病例,可先试给中等剂量。随后逐渐增加直至达到全天足量。如果对试验剂量发生反应,则下次应当重复给予同样的剂量或给更低一些的剂量,直至反应消失。

脱敏一般都是成功的,通常到达足够的治疗剂量需3~7 天。反应严重和难以处理的病例可适当应用皮质激素。

何谓抗结核化疗中的类赫氏反应

驱梅疗法所致的梅毒恶化,称为赫氏反应(Herxheim's

reaction)。结核病在应用强力抗结核药物治疗过程中，出现的所谓"暂时恶化"，类似于驱梅疗法的赫氏反应，称为类赫氏反应，又称化疗中的矛盾反应、化疗中的"暂时恶化"。

类赫氏反应的发生机制是在应用异烟肼、利福平为主的强力化疗方案治疗后，大量结核杆菌在短期内被杀死，使已经处于高敏状态的机体组织发生更为强烈的变态反应，导致肺部病灶发生病灶周围炎，表现为病灶扩大增多，也可在肺外其他组织器官出现新的结核病灶，如淋巴结结核、结核性心包炎、结核性胸膜炎、结核性腹膜炎、脑结核瘤等，呈假性"暂时恶化"现象，但并非真性恶化，病理证实新出现的病变为结核病变，但其中无结核杆菌存在，纯系结核变态反应表现。

类赫氏反应有以下特点，可与结核病的真性恶化相鉴别：a. 类赫氏反应多发生在初治病例大量排菌的病人，应用强力抗结核治疗的最初两个月内；b."恶化"的同时痰菌阴转；c. 不改变原有的化疗方案的继续治疗，原有病变与"恶化"的病变均可迅速好转；d. 治疗效果和预后与未发生类赫氏反应的结核病例相似。

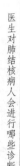

老年肺结核化疗有哪些原则

① 应遵照一般的化疗原则：早期、联合、规律、适量、全程。

② 根据病人既往用药史和药敏试验结果，选用敏感药物组合成有效的化疗方案。

③ 避免使用不良反应大而效果较差的抗结核药物：如对氨水杨酸（PAS）、环丝氨酸（CS）和卡那霉素（KM）等。

④ 药物剂量宜偏小，切忌较大剂量用药。

⑤ 加强服药管理：因老年人记忆力减退，常忘记服药或多服或误服而引起不良后果。有条件者最好采取全程面视下治疗（DOT）或强化期住院治疗。

老年肺结核病人应如何选择化疗方案

① 耐受性较好的病人可常规应用第一线（初治方案）、第二线（复治方案）和第三线（耐多药方案）化疗方案。

② 不能耐受短程化疗，而肺内病变范围相对较小时，老的标三化方案如 SHP（E）（即链霉素＋异烟肼＋对氨水杨酸或乙胺丁醇）依然可以采用。

③ 对于那些曾在 20 世纪 60 年代中期以前接受过抗结核治疗的复治老年肺结核病人，仍可以使用标准的初治短程化疗方案。

④ 不能耐受吡嗪酰胺（PZA）者，采用 HRE（即异烟肼＋利福平＋乙胺丁醇）联合用药，疗程至少 9 个月；细菌对 H 耐药，RE 至少使用 12 个月。

⑤ 老年人的肝肾功能往往较差，需要时可在有条件的地方用力排肺疾（Dipasic）（我国已有类似的产品如力克肺疾或结核清等）替代化疗方案中的 SH、或 HP、或 HE，或用利福喷汀（DL473，L）替代利福平。必要时也可用氧氟沙星（OFLX）/左氧氟沙星（LVFX）替代 H 或 R。

⑥ 为了减轻抗结核药物对老年病人的肾脏和第八对脑神经的损害，对于采用第三线化疗方案的病人，可考虑直接用卷曲霉素（CPM）替代丁胺卡那霉素（AK）。

妊娠对结核病有哪些影响

总的说来,妊娠对肺结核可产生以下不良影响:

① 妊娠时代谢亢进,消耗增加,如伴有妊娠呕吐、进食少,可造成营养不良,故抵抗力降低。

② 妊娠时内分泌发生改变,促性腺激素分泌增加,使母体毛细血管渗透性增加,故有利于结核杆菌扩散。

③ 分娩时用力屏气,产后横膈突然下降,极易引起肺出血或病灶扩散。

④ 产后哺乳、育婴,易导致操劳过度。病灶恶化或复发最常见在产后3~6个月。国外有人统计,产后恶化率高达84.6%。随着抗结核药物的进步,妊娠和分娩对肺结核的影响已大大减少,尽管如此,仍不能忽略其潜在的危害性。

抗结核药物对胎儿
会有哪些影响

抗结核药物会不会影响到下一代智力发育和身体健康,这是所有患有结核病的女病人怀孕后最为关注的一个问题。

药物对胎儿的作用,各报道常有相互矛盾的意见,这主要是由于应用药物的条件不同。药剂对于胎儿的作用效果,取决于药物分子的理化性质、剂量、持续使用时间、通过胎盘的速度和程度,特别取决于胎儿发育不同时期的反应,虽然母体与胎儿血并不直接相通,但只隔着绒毛的两层细胞、少许间质和绒毛中血管壁,而且绒毛与母体血接触面可达约 15 个平方米,所以药物极易通过绒毛进入胎儿体内,给胎儿带来各种影响。如患有结核病的孕妇,在其妊娠早期,大剂量持续使用激素,有可能引起胎儿的器官、肾上腺、甲状腺及其他器官发育异常,甚至造成胎儿死亡。当然,只要合理用药,非但对胎儿无损,且能防止胎儿病变和异常发育。例如,异烟肼、链霉素和对氨水杨酸钠联合用药治疗结核病时,可使新生儿营养不良症状发生率下降一半,死产也有减少。从国外临床实践来看,现在常用的抗结核药物如异烟肼、乙胺丁醇、对氨水杨酸钠以及链霉素,都是比较安全的。如果按一般常规剂量服用,绝大多数可以足月分娩,畸形的发生率和正常孕妇差不多。当然也有少数人用链霉素以后引起胎儿耳聋或怀孕时期服用利福平引起胎儿畸形等情况的发生。为保险起见,妊娠早期即在 3 个月内禁用链霉素、利福平和乙硫异烟胺;妊娠 3 个月后也要慎用这几种抗结核药物。

妊娠妇女患肺结核病应怎样处理

下列情况可在保留妊娠的同时进行抗结核治疗:a. 初治或复治病例无明显耐药;b. 单纯肺结核;c. 无或者有轻微的妊娠反应;d. 无心、肝、肾等严重并发病;e. 无子女的高龄初产妇;f. 上述病人具有剖腹产手术适应证者。

妊娠结核病人有下述情况之一者,必须终止妊娠:a. 重症活动性肺结核如病变广泛、空洞形成、毁损肺、慢性纤维空洞型肺结核、难治病例、多重耐药结核病(MDR-TB);b. 肺结核合并肺外结核需要长期治疗者,如结核性脑膜炎、结核性心包炎、肾结核、骨结核、结核性腹膜炎、淋巴结核等;

c. 肺结核合并反复咯血,慢性肺心病而致心肺功能不全者;
d. 肺结核伴心、肝、肾、高血压等慢性病,不能承受妊娠与分娩者;e. 糖尿病肺结核,HIV 感染或爱滋病妇女的妊娠结核病;f. 妊娠反应严重而治疗无效者;g. 妊娠 3 个月以内作人工流产终止妊娠最为理想,妊娠后期终止妊娠,作子宫切开术或人工引产,感染与出血机会增多,病死率增高,应慎重考虑。

妊娠结核病的治疗应注意以下几个问题:a. 妊娠结核病的治疗以化疗为主,和非妊娠结核病一样应遵循早期、联用、适量、规律与全程的化疗原则。b. 妊娠前 3 个月内不宜应用利福霉素类药物,如利福平、利福喷汀(RPE)、利福布汀(RBU),妊娠中、晚期可以应用。该类药物对胎儿有致畸作用,致畸发生率 4.3%。c. 避免使用氨基糖苷类抗生素,如 SM、卡那霉素(KM)、丁胺卡那霉素(AMK)、卷曲霉素(CPM)、结核放线菌素(EVM),该类药物损害听神经,使胎儿发生先天性耳聋。d. 避免用乙硫异烟胺(1314Th)与丙硫异烟胺(1321Th),该类药动物试验有致畸作用;e. 妊娠及哺乳期妇女忌用喹诺酮类抗菌药物。

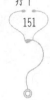

肺结核病介入治疗
有哪些方法

结核病介入治疗方法主要有:

① 经支气管镜局部注药化疗:近年来,随着纤支镜在临床上广泛应用,用纤支镜作引导,再用尼龙细管直接插入支气管或空洞内注入抗结核药物,成为治疗结核病特别是耐多药结核的新方法。其适应证有:a. 初治失败,又经复治抗结核方案治疗,疗程结束后涂片结核杆菌阳性,且痰培养

结核分枝杆菌对异烟肼、利福平两种或更多的抗结核药物耐药者,即耐多药结核病。b. 痰结核杆菌持续阳性的单个薄壁或干酪空洞,而其空洞周围无明显活动性病灶或病灶已较稳定者。c. 肺结核的单个纤维空洞,痰菌久治不转阴者。d. 久治不愈痰菌持续阳性的支气管结核。

②支气管结核致气道狭窄的介入治疗:支气管结核中充血水肿型可导致气道狭窄,但经过抗结核药物治疗后充血水肿可逐渐消退,狭窄也随之减轻。然而,增殖型及瘢痕狭窄型所致气道狭窄,单纯靠全身药物治疗大多疗效不佳,狭窄通常不易解除,需采用其他方法进行治疗。包括通过纤支镜双关节息状活检钳清除病灶表面坏死组织并注药、激光治疗、微波治疗,球囊扩张和置内支架治疗等。其适应证为:a. 支气管结核致严重气道狭窄或引起肺不张者。b. 微波治疗适用于各型支气管结核病人。c. 激光治疗、球囊扩张和置内支架治疗适合于增殖型和瘢痕型。

③肺结核大咯血的介入治疗:咯血是指喉以下气道(气管、支气管)和肺部的出血,经咳嗽由口腔咯出者。大咯血是指一次咯血量在 300 毫升以上或 24 小时咯血量达 500 毫升者。大咯血所致原因中以肺结核最多见。咯血的一般治疗包括止血药物治疗、激素治疗等。此外,萎缩治疗包括人工气胸、人工气腹,也有止血作用。近年来,介入方法在咯血治疗中的作用越来越受到人们的关注,其中包括经纤支镜气管内止血疗法、支气管动脉栓塞术、肺动脉栓塞术等。其适应证为:

A. 经纤支镜气管内止血疗法:a. 内科治疗无效且出血部位不明确的大咯血;b. 药物治疗无效的大咯血又无手术指征者;c. 手术治疗前的急救措施及术前准备的手段。

B. 支气管动脉栓塞术:a. 内科治疗无效危及生命的大

咯血;b. 可以手术的大咯血,应先止血为手术做准备,将急症手术改为择期手术,降低手术病死率和并发症;c. 支气管动脉造影无脊髓前动脉与支气管动脉或肋间动脉相通;d. 大咯血但又不宜手术者。

C. 肺动脉栓塞术:a. 由肺动脉病变所致的大咯血,具有支气管动脉栓塞相同适应证;b. 各种原因所致的肺动脉瘤,包括结核空洞中 Rassmussen 动脉瘤破裂出血,又不宜手术切除术者;c. 肺动静脉畸形所致的出血,尤其是多发者。

④ 经皮肺穿刺注药化疗:经皮肺穿刺注药可将药物较准确地注入空洞内,从而直接杀灭洞壁内的结核杆菌。此外,由于药液对洞壁的侵蚀作用,可促使干酪病灶软化、坏死物脱落排出。当然,反复多次穿刺还可削弱空洞壁的屏障作用,有利于肉芽组织的增生以及空洞的净化。在 CT 引导下对肺内空洞进行准确的定位,通过穿刺针将抗结核药物注入空洞内,然后变换病人的体位使得药液较为均匀地分布在空洞的内面。经皮肺穿刺所使用的药物主要有 INH、AK、喹诺酮类药物等。

肺结核病应怎样采用
人工气腹治疗

人工气腹治疗指采用空气注入到横膈与腹膜间,升高横膈,降低胸腔负压,使肺脏萎缩的疗法。萎陷治疗使肺组织萎缩,处于松弛与相对静止状态,病变部位呼吸运动减少,有利于病灶吸收,空洞闭合。同时病变部位萎陷,肺泡中残气减少,局部闭塞缺氧,病变部位压缩后血流、淋巴流迟缓或减少,降低结核杆菌繁殖生长所需局部营养环境,降低体内对结核毒素的吸收,影响结核杆菌繁殖生长。

人工气腹疗法较适合于：a. 单侧或双侧肺较广泛结核病灶，和（或）有空洞或可疑空洞，痰结核分枝杆菌持续阳性，且对抗结核药物耐药病人。b. 单侧或双侧肺较广泛结核病灶，和（或）有空洞或可疑空洞，痰菌阳性，无条件进行药敏试验，经3个月治疗不见好转者。c. 单侧或双侧肺有空洞或可疑空洞的复治病例。d. 肺下叶空洞，估计抗结核药物治疗不能关闭。e. 肺结核合并大咯血，其他治疗未能止血。慢性纤维性厚壁空洞或与胸壁相粘连的空洞、干酪性肺炎、粟粒性肺结核、支气管结核、严重肺水肿、高血压、心肺功能不全、严重肝肾疾病、胸膜粘连、横膈粘连固定、合并有腹疝、腹膜炎等腹腔疾病或怀孕者不选择使用。人工气腹治疗仅为辅助治疗，合并有效合理的药物化疗是获得治疗成功与避免复发的关键。

人工气腹疗法操作要点：采用人工气胸（腹）器进行注气。首次及第2次注气部位选择在脐平左腹直肌外缘，待气腹建立后，注气部位改在左锁骨中线肋弓下3~5厘米处。开始2次注气400~500毫升，此后每次注气800~1 000毫升。气腹建立后，注气前腹腔压力为+4~+8厘米 H_2O，注气后压力可达+8~+12厘米 H_2O。每周或每2周注气1次，疗程2年左右。该方法易于掌握，不需昂贵的设备，创伤小，不良反应少，无明显并发症，是治疗肺结核病特别是耐多药肺结核的一种可供选择的方法，尤其适合于广大基层医院开展应用。

肺结核病免疫治疗有哪些方法

目前临床应用较为广泛的免疫制剂有：

① 细胞因子制剂:主要有 γ-干扰素(IFN-γ)、白介素-2(IL-2)、粒细胞巨噬细胞聚落刺激因子(GM-CSF)等。

IFN-γ:由多种生物细胞所产生的 IFN-γ 不仅可刺激 TNF-α 的产生,而且可通过巨噬细胞诱发抗原表达。IFN-γ 为单核巨噬细胞的激活剂,增加抗原递呈,促进 CD_4^+T 细胞和细胞毒性 T 细胞(CTL)聚集于病变部位,在控制结核杆菌分枝杆菌感染中起着重要作用。基于 IFN-γ 在结核病免疫中的特殊作用,IFN-γ 目前已被用于结核病、非结核分枝杆菌病、麻风病的治疗。

IL-2:IL-2 功能主要是使 CD_8^+T 细胞活化为 CTL,并可诱导 IFN-γ 等多种 CK 的分泌,从而产生杀灭结核杆菌作用。目前 IL-2 已用于结核型麻风和 MDR-TB 的治疗。

GM-CSF:GM-CSF 可促进各种造血细胞系增殖和成熟,并且可增强单核巨噬细胞的功能,从而提高其杀灭结核分枝杆菌的作用。

② 分枝杆菌疫苗:a. 母牛分枝杆菌疫苗:其治疗结核病的机制主要是恢复保护性免疫,提高单核巨噬细胞杀灭结核杆菌的能力。该菌苗还可提高单核巨噬细胞产生 H_2O_2、NO_2 的能力,破坏及杀死结核杆菌,增强机体免疫应答水平。改变疾病的 Th1/Th2 模式,使免疫反应从 Th2 型向 Th1 型偏移,从而有助于机体免疫细胞杀灭半休眠持留菌,进一步缩短化疗疗程。b. 草分枝杆菌疫苗:由德国最早研制,可激活多种生物活性细胞释放细胞因子,提高巨噬细胞杀灭结核杆菌的能力。c. 卡介苗(BCG)及其提取物:BCG 为减毒牛分枝杆菌的活疫苗,用于结核病的预防。近年来,不少学者应用 BCG 辅助治疗结核病取得了一定的疗效。

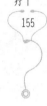

哪些肺结核病人需要
进行外科手术治疗

近十余年来随着 MDR-TB 的增多,需要外科手术治疗的病人人数越来越多,外科手术在结核病治疗中的地位受到重视。下列肺结核病人需要外科手术治疗:a. MDR-TB 经内科治疗 12 个月以上痰菌持续阳性,病变范围局限于一侧肺野;b. 结核球不能排除合并肺癌者;c. 经内科治疗无效的结核性脓胸;d. 支气管结核引起管腔严重狭窄或阻塞,经内科治疗无效;e. 经内科治疗无效的肺门纵膈淋巴结结核,或病灶压迫气管、支气管引起严重呼吸困难;f. 肺结核合并大咯血内科治疗无效者;g. 年龄 18~70 岁;h. 病人心肺功能足以承受手术治疗的条件。

术后诊断为结核病
还需要治疗吗

由于结核病是结核杆菌沿呼吸道、血液、淋巴等传播的,手术不一定能完全切除细菌的传播,多数在手术后病理诊断结核病时,需要至少规范抗结核治疗 6 个月。

肺结核病应怎样
用中医药治疗

中医药通过辨症论治,对每个结核病人进行机体调节,来提高机体免疫功能,改善病人的全身状况及临床症状,如咯血、咳嗽、饮食、低热、盗汗等,从而达到辅助治疗结核病的作用。在目前的情况下,建议以中成药辅助治疗为主,如结核丸、肺泰胶囊、利肺片等。必要时可请有丰富经验的中医师开中药方剂进行调理,以滋阴为主,同时兼顾益气、温阳,并适当结合清火、祛痰、止血等法进行兼症治疗。必须强调的是中医药治疗仅作为化学药物治疗的补充方法,且不可单独依赖中医药来治疗结核病。

激素对肺结核病有哪些医疗作用

激素对结核病的主要作用有:

① 抗炎作用:激素能抑制病变区血管扩张,减少毛细血管壁和细胞膜的通透性,减少渗出和细胞浸润,发挥非特异性抗炎作用,使结核性炎症吸收好转。

② 抗过敏作用:激素对速发型和迟发型过敏反应性疾病均有明显的非特异性抗过敏作用。

③ 抗毒素作用:激素能对抗毒素的刺激,降低体温中枢的反应性,使发热等中毒症状迅速缓解。

④ 抗纤维作用:激素能减少肉芽组织增生与纤维粘连形成。

⑤ 免疫抑制作用:激素能抑制细胞免疫与体液免疫,降低免疫功能,激素的抗过敏作用也是免疫抑制作用。

此外,激素能直接刺激结核杆菌的代谢与繁殖,使其代谢和繁殖旺盛,抗结核药物对代谢繁殖旺盛的结核杆菌发挥抑菌杀菌作用最强,能增强抗结核药物的疗效。

肺结核病使用激素时应注意些什么

激素对结核病来说是一把双刃剑,一方面具有治疗结核病的作用,另一方面又有诱发和加重结核病的作用,因此,临床上应严格掌握其适应证和禁忌证,谨慎使用。

结核病在以下情况可考虑使用激素治疗:

① 结核病人有敏感的有效的抗结核药物保护,配伍激素治疗,才能避免结核病恶化。

② 血行结核病:全身急性血行播散型结核、急性粟粒型肺结核、结核性脑膜炎,化疗时应配伍激素治疗,尤其是结核性脑膜炎已将激素列为常规治疗。

③ 结核性浆膜炎:如结核性心包炎、胸膜炎、腹膜炎、多发性浆膜炎,中毒症状严重,大量积液者,化疗时可考虑配伍激素,特别是结核性心包炎激素应列为常规治疗。

④ 结核免疫反应性疾病:包括结核变态反应性疾病与结核自身免疫性疾病,应当同时应用化疗与激素治疗。

⑤ 肺结核顽固性咯血:应用一般止血疗法无效者。

⑥ 抗结核药物引起的严重过敏反应:如过敏性皮疹、剥脱性皮炎与过敏性休克,应用激素治疗抢救,可使病人免于死亡。

⑦ 肺结核并发肺心病发生心力衰竭者。

以下结核病病人禁忌使用激素治疗:

① 耐多药结核病(MDR-TB):应禁用或慎用激素,否则耐药加免疫功能抑制,可加速病人恶化或死亡。

② 爱滋病(AIDS)合并结核病:应用激素进一步抑制免疫功能,只能加速病人恶化或死亡。

③ 糖尿病合并结核病:激素使糖代谢紊乱,加重糖尿病,激素抑制免疫功能,加重肺结核,糖尿病恶化,更进一步加重肺结核。

④ 妊娠合并结核病:妊娠初期与分娩后免疫力下降,用激素后免疫力抑制,使孕妇与胎儿糖代谢紊乱,可导致肺

结核恶化,发生产褥热,胎儿发育障碍。

⑤ 结核病合并严重高血压:用激素后可使血压升高而导致脑血管意外。

⑥ 结核病并发消化性溃疡病:激素可使陈旧性溃疡诱发为活动性溃疡,可使活动性溃疡恶化,可能导致出血与穿孔。

哪些类型肺结核病人需住院治疗

不住院化疗的实施,为我国结核病防治工作起到促进作用。现今,95％的病人不需住院,可在门诊、家庭中进行化疗。但仍有5％的病人需要住院治疗,如:a. 诊断尚未明确,需要鉴别诊断者;b. 有严重合并症或并发症的肺结核病人,如硅沉着病（矽肺）、糖尿病、爱滋病、气胸、大咯血等;c. 全身发热明显、盗汗等中毒症状重的肺结核病人;d. 重症肺结核,如急性粟粒型肺结核、干酪性肺炎等;e. 初治失败,长期排菌,需要改用不良反应较大药物的复治病人;f. 急性期的结核性胸膜炎,由于胸腔积液量大而影响呼吸功能者;g. 合并结核性脑膜炎等肺外结核的病人;h. 有肝、肾等器官的功能不良而又需抗痨治疗者;i. 化学治疗中出现明显不良反应的病人。有条件的地方也可在开始强化治疗阶段住院治疗。

肺结核病人不住院治疗应注意哪些问题

不住院治疗是病人在家自行服药或定点用药的基础

上,采取一定措施,加强全疗程管理的治疗方法。为确保治疗效果,应注意下列几方面的问题:

① 由所在地的社区服务人员组成治疗管理小组,督促病人的服药和检查等工作。

② 采用定点用药的病人,必须按时到指定的服务点接受打针、服药。如有特殊原因不能按时前往打针,病人应及时向医生反映,以便采取相应的补救措施。

③ 为了考核治疗疗效,病人必须遵照医生嘱咐,按时送痰。

④ 若病人出现头晕、耳鸣、皮疹等不良反应,应及时向医生反映。不要擅自停药。

⑤ 条件允许情况下,社区服务人员应定期或不定期家访上门检查病人服药情况,如数药片、检查注射记录单、抽查尿液和肝功能等。

病人病情好转了为何还要继续用药

在现代化疗中,经过强化期或一段时间用药后,结核中毒症状消失快,病情明显好转,痰菌阴转,X线显示病灶吸收明显,少数病人自动终止治疗。过早自动停药,治疗不彻底,日后复发的机会很高。原来的标准长程化疗方案中,用药0~6个月停药的人复发率高达20%,坚持18个月用药复发率仅有3%,说明疗程长短与结核病复发率有直接关系。因此,结核病人在治疗过程中,尽管自觉症状好了,仍然要在结核病专科医院医生的指导下完成规定的疗程,这样才能治愈结核病,日后复发率也低。当然,在规定的疗程内,如果盲目地延长疗程也是不对的。

肺结核病人为什么
要定期复查

肺结核是一种慢性传染病,在病情发展或转归的过程中,症状的消退与病变的吸收好转程度并不完全相同。有的病人症状完全消失,而病变却没有吸收好转;有的病人病变稳定,而症状却没完全消失。在进行诊断时,除询问病人的症状外,还要进行 X 线和检验检查,综合判断病情变化,这就是要复查的道理。

肺结核病疗程较长,短期是不会治愈的。定期复查的目的是总结前一段的治疗效果,帮助制定下一段的治疗方案。病人即使是经过治疗,病变已经"硬结",而且已经恢复了劳动,但体内极少数残留的结核杆菌没有被完全消灭,而是被纤维组织包围着,一旦条件成熟,还可以突破包围,又开始生长繁殖,即引起旧病复发。所以,在复查的时候,病人不一定有什么明显的感觉,而是通过检查来发现的,以便于早期治疗。定期复查,可根据病情的转归加减药物。多长时间进行复查,要根据病情由医生决定。一般正在治疗中的病人每 1 个月复查一次,轻症病人可 1~3 个月复查一次。复查内容包括痰抗酸杆菌涂片和培养、胸片、肝功能、血常规、尿常规、肾功能等。在间隔期间,病情有变化,可随时复查。而对重症病人,可根据病情随时复查。结核病人停药后在最初的 1 年内每 3 个月复查 1 次,1 年后半年复查 1 次,以后建议每年体检 1 次为好。

怎样判断病人病情是 好转还是加重

肺结核病的好转还是加重,主要取决于病灶的吸收还是扩散,需通过病人的症状和体征、胸透或拍胸片、验痰和红细胞沉降率检查进行综合性分析判断。

① 病人的症状和体征:病人肺部病灶的轻重,大部分通过病人的症状和体征表现出来,如肺部病灶小,病变吸收快,病人就无不舒服的感觉。相反,肺部病变范围广泛并继续扩散,病人自我感觉症状就加重。病人的症状和体征是判断病情好转或加重的"气象站"。当病人症状(午后低热、不思饮食、夜间盗汗、体弱无力、咳嗽、咯血、呼吸困难等)逐渐减轻或消失时,表示病情好转;相反,症状加重表示病情加重。

② 胸部 X 线检查:如果病情好转,X 线透视或拍片时,可出现明显变化。原来有片状阴影或空洞,阴影缩小或出现钙化点,表明病情好转;如果病情加重,则会出现肺部阴影变大变浓、空洞扩大或增多等。如病人自觉症状加重,应及时到医院透视或拍片检查,以证实病变变化情况,以便采取相应的治疗措施。如病人经治疗后,自觉症状好转,也应按时到医院作 X 线复查,以了解病灶吸收好转情况,作为调整治疗方案的依据。

③ 痰的检查:查痰,主要是查痰里有无结核杆菌,菌量多少,这是判断结核病好转还是加重的可靠根据。病情好转,病灶修复,痰中带菌可能性就小;相反,病情加重,病变扩散发展,痰中带菌可能性就大。所以,原来痰中查到结核杆菌,现在查不到了,表示病情好转;原来痰中查不到结核

杆菌,又查到了,或者原来痰中有结核杆菌,痰菌不但没有减少反而增多,说明病情加重或细菌产生抗药性,应及时调整治疗方案。

④ 红细胞沉降率检查:当病情稳定时,红细胞沉降率常显示正常;病情加重时,红细胞沉降率可显示增快。此项检查仅作为判断病情变化的参考。

如果想知道病情如何,应根据症状和以上几方面的检查结果综合起来加以分析,可知道病情是好转还是加重。

怎样才能让病人记住按时用药

规律治疗就是按照医生规定的日期用药,一日也不能遗漏。结核病治疗的时间较长,病人常常不能规律用药。有的自认为病好了就停药,病坏了又用药;有的因工作忙、出差或其他原因,忘了用药。这样用用停停,停停用用,结核杆菌对抗结核药物会慢慢适应,产生耐药性,药物对它不起作用了。如何才能记住按时用药呢? 可采取一些方法帮助病人记住用药时间。例如,可在日历上或月历上作上记号;也可以找一些干净的小瓶,预先装上 10 天或半个月的药,在小瓶上注明用药的日期、时间;还可以在临睡前把第二天用的药准备好。当然,请家人到时候提醒用药更好;或者可以自己想出可行的按时用药的最好办法等。

怎样提高结核病人服药的依从性

结核病是慢性传染病。由于抗结核用药疗程较长,加之治疗后症状可很快改善，甚至无症状，如果病人及家属缺乏对结核病知识的了解，缺乏专业指导，病人易盲目乐观、麻痹大意，缺乏治疗依从性。病人不遵守结核病治疗规则，不规范用药，间断、中断治疗或提前终止治疗，甚至盲目寻找其他所谓的治疗办法而滥用药物，造成误治、错治、乱治、不治等，使结核病得不到很好的控制和彻底的治疗，治疗失败或复发，再度治疗效果很差，成为久治不愈的慢性结核病人。提高结核病人服药依从性对提高结核病治愈率十分关键。

提高病人服药依从性要做到：a. 加强对结核病人及家属的健康教育，提高病人自我保健意识和责任意识，提高疾病治愈率。b. 让病人及家属详细了解抗结核用药的治疗原则及其意义。c. 病人要掌握所服药物的名称、剂量、服药要求和时间，并记录，最好做个"服药警示牌"放在醒目处。d. 药品要集中固定放置在易看到、易拿到的地方，可制作每日服药记录卡，于每日服药后打"√"，避免漏服；将每月药量结束日期标示出来，以便提前去医院开药，避免断服。病人要了解所服药物的不良反应，做到心中有数，必要时就医。e. 服药期间必须按医生要求定期复查，定期开药；药物的更改、增减必须遵从医嘱，绝不可随意自作主张。f. 病人住院期间及全程督导者由医务人员送药到手，看服到口，病人相对依从性高。出院后或不能安排医务人员全程督导时，可安排病人家属接受培训后作为家庭督导员负责按医嘱送药到手，看服到口。

肺结核病人在什么情况下才能停药

停药必须由医生根据用药疗程、胸片及验痰结果全面考虑决定,决不能根据自己的感觉、症状来决定。有些病人开始发病症状就比较轻;而有些人症状比较严重,如发热、咳痰、咯血等,经治疗2~3个月症状可大大减轻或消失,但肺内结核杆菌还有许多未被消灭,一旦停药,结核杆菌立即繁殖起来,使症状加重,病变进展;也有不少病人,虽然肺内细菌繁殖,病情发展,但仍毫无自觉症状,等到感觉有症状时,病情已经严重。所以,已经确诊为肺结核的病人,要按照医生制订的化疗方案及时治疗。治疗必须坚持到肺结核病灶内的结核杆菌完全或绝大部分被消灭方可停药。结核病人何时能停药呢?一般来说,结核病人的用药时间为6~9个月,按规定完成全疗程,复查各项指标符合标准即可停药。这些都应该在专科医院医生的指导下进行,决不能自行决定。

怎样才能防止结核病情迁延或复发

结核病的治疗虽然不断取得进展,但坚持按时规律用药这一点仍然保持不变,它是预防复发的关键。对治疗规律性的任何中断,都增加了失败的危险。治疗失败乃至复发的主要原因不是初期耐药性,而是不按时用药。

一般初治肺结核病人,经过坚持6~12个月不间断合理治疗,95%以上病人都能治愈。如果中途停药,或者断断续续用药不规则,剂量不准确,容易使细菌产生耐药性,给以后的治疗带来困难,其中有的可能长期不愈转为慢性,不仅丧失劳动力,也会传染他人,影响社会。

不按时、不规律用药还可使细菌产生耐药性,即使再坚持不间断用药,也不易彻底治愈。这种情况的实际例子很多,有的造成终生遗憾。希望结核病人要牢记坚持规律用药的重要性，千万不要因自觉症状减轻或消失就自行停药，以免错过良机，使疾病转为慢性或造成复发。已经是慢性的肺结核病人，也要遵照医生的意见，规则用药，以使疾病稳定或控制传染。

患了肺结核能彻底治愈吗

在合理的抗结核药物治疗下，90％以上的新发肺结核病人可以治愈。即便是复发或难治性肺结核，只要配合医生按照要求接受治疗，大部分也都能够治愈。如果病变为早期渗出，及时发现、及时规律全程抗结核治疗，渗出物可被完全吸收、消散，肺组织不受破坏，可达到解剖学痊愈。如果经过合理化疗，机体结核杆菌全部被杀灭，结核菌素试验呈阴性反应，此称为生物学痊愈。

得了肺结核后，最重要的一点是要尽快在结核专科医生的指导下制订合适的化学疗法方案。方案确立后，并不意味着就能够治愈肺结核。接下来就要看病人是否能够按照医生的要求服药、定期复查、正确处理好治疗过程中遇到的种种问题，直至完成整个疗程。自觉症状减轻或消失，就擅自中断疗程或经常忘记按要求服药，都会导致肺结核变得难治，甚至造成不可治愈。治疗中有时会遇到药物反应而引发的一些麻烦，如过敏、胃肠道反应和肝功能异常等，此时应立即咨询医生，以便得到及时、妥当的处理。治疗过程中定期检查不仅可以及时帮助发现肝功能异常，最重要的是可以观察治疗效果。如果痰细菌学检查提示效果不佳或发现有耐药的结核杆菌，医生可以根据有关结果及时对方案加以调整。合理的化疗方案和坚持全疗程用药是治愈肺结核的关键。此外，注意劳逸结合、营养得当和科学养病均有助于治愈肺结核。

影响肺结核治愈主要有哪些因素

肺结核病人只要能早期发现,确定诊断,并及时接受合理的化疗,不间断、按规定的疗程用药,基本上都能治愈。有的病人不能治愈,可能与以下原因有关:

① 病人配合不好:这是治疗失败的最主要原因。由于病人缺乏对肺结核病治疗长期性的认识,往往不能坚持治疗到底,只要症状一消失,就认为病已治好,自行停止用药。等以后病情加重时再治疗,结果病没治好,反而使细菌产生耐药性,造成治疗失败。

② 所制订的治疗方案不合理:结核病病情有轻有重,病变性质也不完全一样,所制订的治疗方案也不一样。对病情重、病变进展的病人,需要采取强有力的治疗方案,如用一般治疗方案会延误治愈。对病情轻、病变稳定的病人,不必强有力的治疗方案,用一般化疗药物即可。医生在制订治疗方案时要慎重,考虑周到。制订治疗方案后,无特殊原因,一般不要轻易更改。

③ 病人自行更改治疗:少数病人因对治疗方案不理解,刚刚开始治疗一段时间,还未显现出疗效,就认为治疗无效,便随意自行改用别的药;也有的病人治病心切,按广播、看广告有关某种药物对结核有特效的宣传介绍,不知道自己的病情需要还是不需要,不经医师允许自行购买治疗;也有的肺结核病人滥用激素,其结果使病情越来越重。

④ 过早停药:当治疗不足疗程时,临床症状虽已消失,体内生长旺盛的结核杆菌已被控制,但体内生长缓慢处于

静止状态的结核杆菌,由于代谢缓慢,一般的抗结核药物不足疗程时,不易杀死它。如果过早停药,这部分未被杀死的结核杆菌,是造成日后复发的主要根源。

⑤ 休息不当:过早复工、劳累、营养不良、妊娠、分娩、患其他疾病等,均可使身体抵抗力降低而影响治愈。

⑥ 药物不良反应:有的病人不能耐受结核药物常用量的不良反应,未经医师许可,擅自减少药量,以致达不到杀菌目的。

⑦ 初始耐药性:开始得病所感染的细菌为耐药菌,经药物治疗无效,影响疾病治愈。

肺结核病经治疗到何时才算治愈

根据国家结核病管理规范和临床实际,肺结核的治愈可分为临床治愈和临床痊愈。

临床治愈标准:a. 痰菌阳性病人,完成规定的疗程,连续两次痰涂片检查阴性,其中一次在完成治疗时。即初治涂阳肺结核病人在疗程第 2、5、6 个月,复治涂阳肺结核病人在疗程第 2、5、8 个月痰菌阴性,或初、复治涂阳病人在疗程末连续两次痰菌阴性。b. 痰菌阴性病人,完成规定的疗程,在治疗期间无痰菌检查阳性现象发生。

临床痊愈标准:临床治愈病人随访观察 2 年,空洞病人随访观察 3 年,无痰菌复阳或病变重新活动。

肺结核病经治疗停药或钙化后还会复发吗

肺结核病人按规定完成全疗程,复查各项指标符合标准,专科医院医生会嘱咐病人可以停药。此时,不少病人会问病以后还会复发吗?一般来说,这样的病人只要平时注意休息、营养,避免劳累或受凉(注:长时间使用电脑或看电视也是需要节制的),绝大多数是不会复发的。结核病治愈后复发率在5%以内。病人不要过分担心。那么,结核病钙化还会不会复发呢?结核病的钙化是指干酪样物质干燥浓缩,并经钙质沉着而发生的,钙化只表示病灶的炎症消散、病变愈合、无活动性。但在钙化灶中仍可能有极少量结核杆菌潜伏,病灶只处于相对静止状态,一旦机体抵抗力降低,就有导致钙化病灶软化、崩解,乃致残存在钙化病灶中的顽固菌群再度繁殖,从而导致肺结核病变复发。这种复发的机会更小。

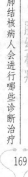

肺结核病在治疗过程中有哪些误区

在肺结核的治疗过程中,病人往往由于缺乏医学知识,产生很多不正确的认识。结核病病人治疗过程中常见的误区,主要表现在以下几方面:

① 认为肺结核不易彻底治愈:对肺结核存有恐惧心理,以为一旦得病,会影响个人的工作、学习、生活和前途。情绪低落,有的甚至悲观失望。其实,病人应该认识到,对于结核病,只要及时发现,正规治疗,结核病的治愈率可达98%以上。大可不必忧心忡忡。

② 抗结核药会对身体有很大的损害:有的病人在抗结核药物说明书上看到注明的药物不良反应时,尤其当看到可能对肝脏造成损害时,十分害怕,担心服药会使肝脏受损,心理负担极大。实际上,病人在抗结核治疗过程中,发

生严重毒性反应的比例非常低。如果真出现不良反应,只要及时处理,一般不会造成不良后果的。

③ 自我感觉正常就认为是痊愈了:有相当多的病人,在治疗过程中,一旦原来的某些症状,比如咳嗽、咳痰或发热等完全消失后,就认为结核病彻底治好了,没有必要再去医院了,再也不用吃药了。其实不然,这样做后患无穷,往往导致疾病复发。所以,治疗千万不能半途而废,否则会前功尽弃。

④ 抗结核药物服用时间越长越好:由于发现了有效的抗结核药,目前抗结核治疗已经进入短程化治疗时代,肺结核一般只需 6~9 个月可以治愈。有个别病人,治愈后即使是医生要求停药,还愿意继续服用下去,甚至坚持服药 2~3 年。这样做完全没有必要。因为大量的临床研究和经验证明,经过正规的短程化疗后,接近 100% 的病人可以治愈,并且不会复发。超长时间地服药,只会给身体带来不必要的负担,同时,也白白浪费了金钱和药物资源。

肺结核病合并糖尿病
应怎样进行治疗

糖尿病与肺结核并发的临床表现与单纯的糖尿病或单纯的肺结核不同。先患糖尿病后并发肺结核,多发病急骤,临床表现类似肺炎,或肺化脓症。先患肺结核后并发糖尿病,起病多缓和,临床表现类似肺结核的恶化或复发。糖尿病与肺结核并发的病人中有 10%~20% 无呼吸道症状,另有半数两病并发的病人,表现为糖与维生素代谢障碍的症状,如神经痛、神经炎、皮肤干燥、体表疖肿、会阴瘙痒,也有半数两病并发的病人出现多食、多饮、多尿及消瘦、体重减轻"三多一少"的典型糖尿病的症状。糖尿病与肺结核并发时体重下降多见,故糖尿病病人若体重下降明显,应警惕并发肺结核。糖尿病病人出现呼吸道症状、结核中毒症状,或糖尿病在治疗过程中血糖较长时间波动,应警惕并发肺结核。肺结核病人在化疗中病情好转不理想,或食欲明显增加,皮肤发生疖肿,阴部瘙痒者,应警惕并发糖尿病。

糖尿病与结核病并发的抗结核治疗和单纯结核病人的化疗一样,必须遵守早期、联用、规律、适量、全程的化疗原则,采用以异烟肼、利福平、链霉素、吡嗪酰胺为主的杀菌与灭菌药组成标准化疗方案治疗。疗程应比单纯肺结核延长,有的学者提出疗程延长至12个月。糖尿病则需要终身治疗,肺结核也需要终身随访。不稳定或未完全控制的糖尿病,肺结核更需要定期复查,以便及时发现肺结核的变化,及时治疗。一般说来,糖尿病与肺结核并发的化疗效果与单纯肺结核的化疗效果比较,病灶吸收、空洞闭合、痰菌阴转等差异均无显著性意义。两病并发时,肺结核化疗的效果在很大程度上取决于糖尿病的控制情况,血糖控制在8.3毫摩/升以下者疗效较好,而血糖高于11.1毫摩/升者则疗效较差。所以,要积极治疗糖尿病,这样才能保证肺结核化疗获得较好的效果。

肺结核合并糖尿病时,选择何种降糖药是治疗糖尿病从而治愈结核病的关键。其依据主要来自糖尿病分型和结核病的轻重。一般而言,轻型及2型糖尿病可选择口服降糖药,重型及1型糖尿病需选择胰岛素注射治疗。轻型肺结核病人可选择口服降糖药,重症肺结核病人经常需要用普通胰岛素治疗,因此时体内胰岛素绝对量往往不足。待病情好转后可于适当时间将胰岛素改为口服降糖药。

硅沉着病（矽肺）伴发肺结核病应怎样进行治疗

硅沉着病伴发肺结核病的早期症状不明显，往往表现为非特异性的咳嗽、咯痰、气短、胸闷等。硅沉着病结核病人的呼吸困难较单纯硅沉着病病人出现得早，病人静息时也发生显著加重的呼吸困难，常伴咳嗽加重、痰量增多、咯血、胸痛，也可出现低热、盗汗、乏力、食欲不振等结核中毒症状，听诊肺部可闻及湿啰音等。咯血可作为硅沉着病结核诊断的重要症状之一。硅沉着病结核继发空洞常见咯灰黑色或墨黑色稠痰。黑痰的出现，提示肺内结核分枝杆菌已经或将趋于活跃，预示肺部融合病灶开始坏死溶解崩溃，空洞即将发生。已有空洞仍持续咯黑痰，标志着旧洞的扩大和（或）新洞的产生，为空洞和结核活动的一重要征象。硅沉着病病人若出现高热持续不退，抗生素治疗无效，应注意是否合并播散性结核病，需及时摄胸片检查。

硅沉着病结核的影像学表现特点有：a.硅沉着病与肺结核分离型：是0～Ⅰ期硅沉着病伴发肺结核病的常见表现，结核病灶大多分布在上叶尖后段，多为不规则片状、斑片状阴影，密度不均，呈局限性、多形性，与分布在二中下肺区的硅沉着病结节影容易辨别。b.硅沉着病与肺结核混合型：多见于Ⅱ期以上的硅沉着病病人，由于硅沉着病病灶与结核病变并存，互相交织，融为一体，难以区分，失去两者的各自特点。主要表现为：原有的硅沉着病小阴影逐渐增大，边缘变模糊。线条状阴影（即不规则小阴影）逐渐变粗，边缘毛糙或新出现雾状阴影，将原有的结节影遮盖，并与硅沉着病阴影结合成大阴影，密度浓淡不均。大阴影周边肺气肿变得不明显,大阴影周围大多可出现结核播散病灶。硅沉着病结核结节的大小、分布不对称,在较短时间结节变大,不规则,密度增高。硅沉着病结核空洞一般较大,数量较多,洞壁往往不规则,并有卫星灶。上述变化往往以单侧不对称多见,可有气管、纵膈移位,可伴有肺气肿、肺大疱、胸膜增厚粘连、肺门纵膈淋巴结肿大、钙化等。

硅沉着病伴发肺结核的化疗原则同单纯肺结核。化疗的疗程:初治者以 9~12 个月为宜,复治病例以 1 年半为宜,耐药结核病参照有关方案治疗。

肾移植性肺结核病应怎样进行治疗

肾移植性结核病又称肾移植后结核病。肾移植逐年增多,结核病回升,故肾移植性结核病也逐渐增多,患病率约为 8.33%。由于肾移植前的慢性肾功能衰竭、慢性血液透析,肾移植后预防或治疗排异反应,长期使用免疫抑制剂与激素,造成免疫功能极度低下,使受肾者初染发生结核病,或体内潜伏结核病灶复燃而发生结核病。与一般人群的结核病不同,肾移植性结核病有许多特点,包括 a. 临床表现不典型:用免疫抑制剂后使机体反应性降低,发病时症状轻微或无症状,在激素掩盖下无发热、乏力与食欲减退,结核菌素试验阴性。b. 血行播散性结核与无反应性结核多见:肾移植性结核以血行结核多见,约占 48.8%,其中部分为无反应性结核,有时只有发热表现。凡是肾移植的病人发热,应当考虑感染,拍胸片发现肺部病变时,应作痰的普通细菌与抗酸杆菌检查。若为阴性,应作纤支镜检查,通过防污染刷片与活检,痰和血的聚合酶链反应检查结核杆菌,常能确定诊断。对不能排除血行结核的病人,宜用抗结核药物作诊断性治疗,以免延误诊断与治疗。

肾移植性结核病的治疗用药与治疗方案,除遵守结核病化疗的早期、联用、适量、规律、全程的原则外,还应注意以下事项:

① 选择应用杀菌药与透过生物膜良好的药物,如异烟肼、利福平、吡嗪酰胺、链霉素、乙胺丁醇,组成四联或五联化疗方案。

② 保护肝、肾功能:抗结核药物在肝脏代谢后,多数经肾脏排泄,容易损害肝脏,肾功能不全时有发生中毒反应的危险。重症肾功能不全病人,损害肾脏的药物不宜应用,或减量应用。血行结核损害肝脏者,损肝的药物宜慎用。

③ 疗程宜延长:肾移植引起的血行播散性结核,或肺结核合并肺外结核,化疗的疗程以长程疗法为宜,疗程至少1年;单纯的肾移植性浸润型肺结核,或结核性胸膜炎,可采用短程疗法,疗程6~9个月。

④ 肾移植性结核合并排异反应:肾移植性结核合并排异反应的病人,死亡的危险性很大。应当停用免疫抑制剂,牺牲移植肾,加强抗结核治疗,争取挽救病人生命。单有肾移植性结核病,没有排异反应的病人,宜减少免疫抑制剂的应用,加强抗结核药物治疗。

肺结核病合并爱滋病如何进行治疗

爱滋病(AIDS)从认识到现在短短的 20 余年间,已遍及 5 大洲,在欧、美以及非洲呈流行状态。由于该病病死率高,被人们称之为"超级癌症"或"现代瘟疫"。据估计,到

1999 年全球 AIDS 病人及人类免疫缺陷病毒（HIV）感染者已达 3 430 万。我国现有 HIV 感染者已超过 100 万,形势也相当严峻。HIV/AIDS 病人是结核病的高发人群,发生结核病的概率是 HIV(−)PPD(+)者的 30 倍。一般认为,一个 HIV 阴性者感染结核分枝杆菌（MTB）后,在其一生中有 10％的机会发生结核病。而 HIV 阳性在一年内有 10％发病。全球结核病合并 HIV/AIDS 病例逐年增加,1990 年占所有结核病病人的 4.2％,1995 年止升到 8.9％,到 2000 年上升至 13.8％,平均每年增幅近 10％。70％的结核病合并 HIV/AIDS 病人居于非洲撒哈拉以南的地区,20％在亚洲,余者在拉丁美洲和其他地区。HIV 感染和 AIDS 的流行是全球结核病疫情回潮的主要原因之一。

HIV/AIDS 促进结核病发生、发展的方式有 3 种可能:a. 内源性复燃:HIV/AIDS 可使体内潜在结核感染病灶重新活动而发生继发性结核病。b. 外源性再感染:由于 HIV/AIDS 病人机体免疫力低下,容易再次感染 MTB,并可很快发病。c. 原发感染:多发生在结核病疫情甚低的国家和地区,HIV/AIDS 病例也可发生原发结核病。研究表明,HIV 主要感染 CD_4^+ 细胞,导致 CD_4^+ 细胞耗减,继而导致多种免疫细胞功能低下,特别是巨噬细胞杀灭 MTB 的能力降低,结核性肉芽肿形成受抑,可引起全身播散性结核病、结核性脑膜炎、肺外结核等。爱滋病人发生结核病与典型结核病的表现不同,肺部浸润可发生在任何肺段,很少见到空洞形成,病人常有纵隔和肺门淋巴结肿大,并且常有肺外结核,单靠显微镜查痰,早期很难确诊,常需多次留取可疑痰标本做细菌学检查。此点特别重要,因为有许多病人结核菌素试验阴性。病人对利福平和异烟肼化疗反应敏感,吡嗪酰胺可增强疗效,对播散性结核病人或一开始就疑有耐药的病人，可再加一种抗结核药物进一步强化治疗。

① 治疗原则：a. 结核病病人在抗结核治疗过程中并发 AIDS，若使用的化疗方案中含有利福平（RFP）时，暂时不给予抗病毒治疗，强化期过后停用 RFP 后可考虑抗病毒治疗。b. AIDS 病人在抗病毒治疗中发生结核病，不推荐使用 RFP，可考虑应用含利福布汀（RFB）或链霉素（SM）的化疗方案，并可继续抗病毒治疗。c. 原则上强化期实施每天给药和采用 DOTS 治疗，以便于督导、观察和处理药物不良反应。

② 抗结核化疗疗程：对于结核病合并 AIDS 病人的抗结核化疗疗程，各国学者进行了广泛深入的研究。大多数学者认为，在短程化疗的基础止，适当延长化疗时间是可取的。9个月化疗方案是目前治疗结核病合并 AIDS 较为合适方案。此外，强化期以每日用药为好，巩固期可考虑使用间歇疗法。

③ 耐药或耐多药结核病的治疗：结核病合并 HIV/AIDS 不仅仅是单一抗结核药物的抗药性增高，耐多药现象同样十分严重。美国的一项研究指出，AIDS 较 HIV 阴性者发生耐多药结核病（MDR-TB）的危险性明显增高，前者高达 19％，后者仅 6％。耐药或耐多药结核病的治疗原则参见有关章节。

④ 注意事项：利福霉素类药物和抗逆转录病毒药物之间可产生相互作用。目前抗逆转录病毒药物主要包括核苷类同剂、非核苷类 HIV 逆转录酶抑制剂和 HIV 蛋白酶抑制剂，这些药物与利福霉素类药物可产生明显药物间相互作用。其相互作用的关键位点是在肠壁和肝脏细胞色素 P450-3A（CYP3A）系统。利福霉素是 CYP3A 的诱导剂，因此可降低经此酶系统代谢的药物血清浓度，在利福霉素类药物中 RFP 的诱导作用最强，其次为 DL473，利福布汀（RBU）最弱。非核苷类 HIV 逆转录酶抑制剂和 HIV 蛋白

酶抑制剂是经 CYP3A 代谢的，因此，利福霉素类药物可影响这些药物的血清浓度。地拉韦定和蛋白酶抑制剂是 CYP3A 的强抑制剂，可增加此酶代谢的药物血清浓度。RBU 是 CYP3A 的一种底物，CYP3A 抑制剂可增加 RBU 浓度，而 RFP 和 DL473 不是 CYP3A 的底物，因此，CYP3A 抑制剂对这两种药物浓度没有影响。RFP 可使蛋白酶抑制剂（除利托那韦外）血清浓度下降 75%~95%，明显减低其抗病毒活性，而且还可导致耐药性出现。地拉韦定和 RFP 或 RBU 同时使用时，其浓度可降低 90% 以上，该药不宜与利福霉素类药物合用。

当 HIV 相关性结核病同时需要抗逆转录病毒治疗时，使用 RBU 较 RFP 具有很大的优越性。RBU 与核苷类同剂、非核苷类 HIV 逆转录酶抑制剂（除地拉韦定外）同时使用时，可按常规量使用，300 毫克/次，每天一次或每周 2~3 次。但与蛋白酶抑制剂（除沙奎那韦外）合用时，为了避免其不良反应，应减量至 150 毫克/次，每天 1 次或每周 2 次。当仅用一种蛋白酶抑制剂利托那韦（600 毫克/次，每天 2 次）抗病毒治疗时可使用 RFP。此外，HIV 相关性结核病也可采用不含利福霉素类药物方案进行治疗，但由于其疗效不确切、复发率高。建议仅在出现明显利福霉素类药物不良反应以及感染耐利福霉素菌株时才可考虑使用此方案。

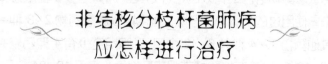

非结核分枝杆菌肺病应怎样进行治疗

非结核分枝杆菌是指除结核分枝杆菌复合群和麻风分枝杆菌以外的分枝杆菌。目前所发现的非结核分枝杆菌多达 109 种，其中对人类致病的有 30 余种。非结核分枝杆菌

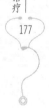

分类方法不一,目前多采用 Runyon 分类法,将其分为 4 组:a. I 组(光产色菌):在固体培养基上,菌落不见光时为淡黄色,光照后变为黄色或橙色。本组以堪萨斯、海鱼分枝杆菌为主。b. II 组(暗产色菌):在无光培养基上,菌落产生黄色或红色。以瘰疬分枝杆菌为代表。c. III 组(不产色菌):光照与否,菌落均不产生色素。本组以鸟、胞内分枝杆菌为主。d. IV 组(快生长菌):3~5 天内有肉眼可见的菌落,多数在 1 周内生长即很旺盛。主要有偶发、龟分枝杆菌。非结核分枝杆菌肺病是指非结核分枝杆菌所引起的肺部疾病。其临床特点有:a. 病程长:病程多在 1~3 年以上。b. 临床症状轻:主要有咳嗽、咳痰、咯血、发热。c. 症状与胸片表现不相称:症状轻,而胸片病灶广泛。d. 临床应用常规抗结核药物疗效差。e. 耐药率高。f. 痰细菌学复发率高。

非结核分枝杆菌对大多抗结核药物的敏感性均较结核杆菌为差。然而,目前尚无特异高效的治疗非结核分枝杆菌肺病药物,仍以抗结核药物为主。主要药物有利福平(R)、利福喷汀(Rft)、利福布汀(Rfb)、乙胺丁醇(E)、阿米卡星(Am)、氧氟沙星(Ofx)、左氧氟沙星(Lfx)、莫西沙星(Mfx)、头孢西丁、利奈唑胺、阿齐霉素、克拉霉素、丙硫异烟胺、复方新诺明等。

治疗原则为:根据病人既往用药史和药敏试验结果,选用敏感药物组合成有效的化疗方案。选择至少 2 种敏感或未曾使用过的抗 NTM 药物。强化期以敏感药物 2~3 种 + 其他药物 3~4 种共 6~12 个月,巩固期至少有 4 种药物共 12~18 个月,或在抗酸杆菌阴转后继续治疗至 18~24 个月,至少 12 个月。I 组 NTM 病因其对大多抗分枝杆菌药物敏感,总疗程可缩短至 9~12 个月。原则上实施每天给药和采用 DOTS 治疗,以便于督导、观察和处理药物不良反应。

经医生诊断治疗后
病人应
怎样进行康复

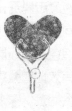

姓名 Name _____ 性别 Sex _____ 年龄 Age _____

住址 Address _____

电话 Tel _____

住院号 Hospitalization Number _____

X 线号 X-ray Number _____

CT 或 MRI 号 CT or MRI Number _____

药物过敏史 History of Drug Allergy _____

老年肺结核病人有哪些心理特点与护理要点

　　老年肺结核病人除有老年人特有的心理变化外,还具有强烈的自卑感和抑郁心理、多疑多虑、固执等。一方面表现为意志消沉,缺乏治病信心,不肯与医生合作,另一方面又向往着健康长在,对死亡存在忧郁和恐惧感。这种矛盾心理容易受环境因素影响。如果家人引导得力,关心细微,会有效地增强病人的生活信心。病人如果受到冷遇,情绪就会消沉。家人的一言一行都会对老人的情绪产生很大的影响。日常护理中,要注重关心和体贴。不仅要精心照顾好老人的服药、饮食、休息和卫生等生活起居,还要注意满足病人的心理需求,尤其满足被重视和被尊重的心理要求。子女要抽空多陪伴老人,经常与其沟通交流、进餐,遇事多和老人商量,在老人有要求及病情允许时,应陪伴老人户外活动散心,提高其生活情趣。由于老人固执,对无碍于健康的生活习惯和爱好应予满足和支持。老人记忆力减退健忘,子女要记住老人的服药、看病及复查时间,并安排陪伴。

青年肺结核病人有哪些心理特点与护理要点

　　青年人正处在黄金时期,对生活期望值较高。患病后心理负担较重,害怕影响工作及其发展,担心恋爱、婚姻和家庭的稳定,会产生急躁心理情绪和马虎心理。能否正确处理好这些问题对疾病恢复至关重要。

要引导和教育病人面对现实,理智地看待疾病,保持平常心,只有坚持规范治疗,才能走出疾病困境。在长期的治疗过程中,要关爱、理解、鼓励病人树立战胜疾病的必胜信心。既要帮助病人克服急躁心理情绪,说服病人坚持完成规定疗程,是取得痊愈的唯一出路,又要警示病人避免马虎心理,告诉病人不重视疾病治疗的结果是使其成为久治不愈的终身肺结核病人,不仅给自己造成痛苦,还给家庭和社会带来危害。指导病人合理安排生活起居、矫正和克服负性心理及生活习惯的措施和方法,以取得良好的治疗效果。

开展肺结核病家庭护理有哪些重要性

当今观点认为,绝大多数结核病人可以不住院治疗,以家庭治疗为主。因此,开展结核病家庭护理具有重要价值,主要有:

① 督促病人坚持药物治疗:每一新发现的肺结核病人根据病变的严重程度,要坚持半年至一年半以上的合理药物治疗,坚持与否是治疗成败的关键。在治疗期间要经常了解每一个病人的用药情况。如发现病人中断治疗或不规律用药,必须立即给予解决。

② 督促病人按时复查:通过复查,了解治疗效果,掌握病情,以便及时调整治疗方案。

③ 指导排菌病人预防家庭内传染:对排菌病人宣传预防传染的知识和措施,根据病人的家庭情况,从实际出发,做好预防传染的具体指导。要做好以下几件事:a. 要求病人不要直接对着他人咳嗽。b. 不要随地吐痰。c. 病人不要和儿童在一个床或一床被内睡觉。d. 病人食具单用、单洗、单放。

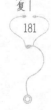

④ 对新发现病人的家庭接触者应进行不定期胸透检查,传染源家庭接触者则要定期做胸透检查,儿童接触者要做结核菌素试验,阴性者接种卡介苗,阳性者给予化学药物预防。

⑤ 通过家访具体了解病人的居住环境、生活条件、思想情况,以及存在的困难和问题等。防治工作者应向病人和家属说明病情,解答病人提出的各种各样的问题,以打消顾虑,使之相信结核病是可以治好的。对病人的休息和生活安排要给予切合实际的指导。对于重病人,要给予必要的治疗和护理指导。

怎样合理地安排肺结核病人的饮食

人们常说肺结核是"能吃不能做的富贵病"。结核病营养消耗极为严重,因此合理地安排或指导病人的饮食在治疗中占很重要地位。合理的营养可以增加机体的抵抗力,加速疾病的痊愈过程。应给予高热量、高蛋白质、高维生素的膳食,同时注意饮食的多样化及其色、味、香、形等,以促进消化液的分泌与增加食欲。

① 每日总热量应在 167.36~209.20 千焦。

② 食物中应含有丰富的蛋白质,每日每千克体重应给予 1.5~2.0 克,以补偿体内被消耗的蛋白质和增加机体免疫功能。首选的食品为牛奶。因为牛奶中含有丰富的蛋白及钙,还有豆浆、鸡蛋、豆腐、鱼、瘦肉等。

③ 食物中应含有丰富的维生素 A、维生素 B、维生素 C、维生素 D,以增强体内代谢过程。可多吃新鲜蔬菜及水果等。

④ 对肝功能和消化功能差的病人可适当限制摄入脂肪量，以减少胃肠及肝脏的负担。

肺结核病人应怎样补充营养和服用滋补品

肺结核病是一种慢性消耗性疾病，必须注意营养。除维持正常生活需要外，还要弥补因疾病所致的消耗和修复破坏组织的需要。合理的补充营养不仅是治疗结核病而且也是治疗一切疾病所必需的。

增强营养有利于补充由结核产生的消耗，增强体质和机体的免疫力，帮助受损组织得以尽快恢复。但是过分强调营养，夸大一些滋补药物的作用，尤其是病情较重、病人体质比较虚弱的情况下，往往产生适得其反的作用。我国传统医学也有"虚不受补"的说法，这有一定的科学道理。结核病人在活动期有发热、食欲不振、盗汗等中毒症状，如果病人这时大量吃鸡、肉等食物或服用阿胶之类的补药，必定会大伤脾胃，操之过急反而得不偿失。食欲不好的病人首先要开胃，以后再慢慢提高食物的质和量，宜摄食富于营养容易消化的食物。

人体需要的营养成分包括蛋白质、糖、脂肪、维生素和矿物质。蛋白质有两种：一种是动物蛋白，如各种瘦肉、鱼、虾和蛋类等；一种为植物蛋白，主要来自豆类和花生等，家庭条件较差的病人可以豆类当作主要营养品，也能达到理想的营养治疗效果。糖类主要来源是五谷和薯类。脂肪来自动物油和植物油。维生素来源于各种蔬菜、水果、粮食、蛋类、瘦肉和动物肝脏。矿物质来源于牛奶、蛋类、蔬菜、豆类、鱼虾和瘦肉等。以上各种营养成分，均是结核病人所需

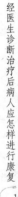

要的。究竟吃多少为好,没有具体规定,视个体的情况而异。一般来说,主食、肉、蛋、菜类、汤都要搭配好,有粮有菜有汤,吃饱吃足,不要偏食。

在日常饮食中,营养成分十分丰富,只要病人不偏食就可以从中获得足够的营养,这也是我国民间流传的"药补不如食补"的原则所在。多不提倡结核病人服用滋补品,尤其是各类广告中所宣传的保健滋补品。若条件允许可适当服用少许质量保证的西洋参、冬虫夏草等。

肺结核病人应经常吃哪些高钙食品

钙离子对人体健康是很重要的,尤其对结核病的康复更有帮助。病灶钙化是肺结核痊愈的重要形式之一。结核病在愈合过程中钙化,需要大量钙质。肺结核病灶钙化的快慢与年龄关系甚大,儿童、少年在长身体、长骨骼时期,钙磷代谢旺盛,肺结核钙化要快些,彻底些,一般一年到一年半。成人肺结核钙化过程缓慢,往往要数年时间,而且钙化往往不充分。肺结核病人特别是成人怎样才能获得足够的钙呢? 答案是多食用高钙食品,这比任何药物都有效。有的病人问多吃鱼肝油、钙片,能不能加快肺结核钙化? 鱼肝油是脂溶性维生素 AD,它与钙的需要主要取决于人体内钙磷代谢,钙磷能在体内储存的数量有限,多服无益。在各种食物中,以奶和各种奶制品含钙质量最高,且它们的钙离子容易吸收,是补钙的最佳选择。不管男女老幼每日或经常喝点奶,吃点奶制品是保证人体钙摄入量的重要饮食方法。正因为国人没有饮用牛奶的习惯,奶制品食用也很少,故国人体内的钙含量不足。应在我国大力提倡饮用牛奶和奶制品。含钙高的其他食品还有骨头汤、小虾米皮、海米、鸡蛋黄等。各种豆类和大豆制品、芝麻酱、海带、紫菜、油菜、芹菜等都含有较高的钙。蔬菜是含钙量丰富的植物食品，但蔬菜中含大量草酸，能与钙离子形成不溶性钙盐，可降低钙的吸收和利用。在烹饪时热炒时间不易过长。推荐如下两种含钙的药膳食疗方法：

1. 黑鱼炖豆腐

原料：新鲜黑鱼一条约 500 克，豆腐 500 克，咸雪里蕻些许，青蒜、猪油、酱油、料酒、高汤、白糖各适量。

制作：将黑鱼去鳞和内脏后洗净，切成数段。雪里蕻切成小段，豆腐切成四方小块，青蒜切成寸段。锅内放入少许猪油，烧热，待油冒烟时，把鱼块和雪里蕻放入锅内，再加酱油、料酒、高汤、白糖烧煮。汤滚开后放入豆腐，再烧开，改文火焖烧 10 分钟左右，再放入青蒜和熟猪油即可。

2. 骨头汤烩油豆腐

原料：大骨头、油豆腐、虾仁、鸡茸、小油菜等。

制法：将买来的大棒骨洗净，敲裂或敲断，凉水下锅，放入骨头，烧开后，撇去浮沫，加葱、姜、料酒和少许醋，用小火炖煮 2~3 小时即可。虾仁剁碎，与鸡茸一起调配成馅料，塞入切小口、部分去瓤的油豆腐中；骨头汤烧开，放入油豆腐，用小火煮，稍加盐调味；最后加入小油菜点缀，食用时少加些米醋。

肺结核病人需要"忌嘴"吗

西医看来，在抗结核治疗过程中除了要戒烟酒以外是没什么需要忌嘴的，鸡、鸭、鱼、肉、蛋、海货、蔬菜、水果等均可食用，但从中医角度忌嘴的还不少。下面提出中医的观点,供参考。

　　中医学认为结核病人应忌食下列食物:a. 胡椒:大辛大热之物,凡阴虚有火者均忌食。结核病人多属中医阴虚火旺体质,故当忌之。b. 辣椒:性热味辛,能助火伤阴。阴虚内热之体的结核病人不宜食用。c. 花椒:俗称川椒,辛温有毒。结核病人也当忌食。d. 桂皮:属辛温调味食品。结核病人的体质多属气阴亏损,或是阴虚火旺,切勿服食。e. 人参:性温之物,大补气血。肺结核咳嗽咯血病人,不宜服食人参,野山参尤禁。f. 狗肉:温补食品,结核病人阴虚内热者,不宜食之。g. 獐肉:獐肉性温热,凡属阴虚火旺的病症,皆当忌食。而且獐肉也为发物。结核病人多为阴虚火旺,对性属温热的发物食品,理应忌之。h. 鹅肉:古代医家及民间均视之为发物,结核为痼疾,法当忌食。i. 黄花鱼:是为海腥发物食品。海腥发物含刺激性成分,结核病人食之,会加重病势,故应忌之。j. 樱桃:性温而发涩易导致内热。结核病人多为阴虚火旺,虚热虚喘,切勿多食之。此外,结核病人还应忌吃茴香、砂仁、丁香、生姜、荔枝、龙眼肉、鹿肉、海马、麻雀肉、公鸡、韭菜等。

　　结核病人对一些刺激性大的食物(比如太辣、太咸的菜)也不可吃得太多,以免引起咳嗽加重,对病不利。

农村肺结核病人应怎样进行营养治疗

　　药物是杀灭病灶中结核菌,但被结核菌破坏的肺组织必须要靠机体本身来修复,增加营养有助于组织修复,肺结核病人适当增加营养是需要的。鱼肉之类是高质量的营养物质,但是不要一讲营养就是鱼肉之类。众所周知,人体所需要的营养主要有蛋白质、糖、脂肪和各种维生素，这些均分散在各种食物中，价值贵的食物不一定富有营养，反之，价值便宜的食物也不一定营养不好，可根据季节选择应时的蔬菜和副食品，从多种食物中摄取营养，只要不偏食，营养就不成问题。蛋白质可增强人体的抵抗力，促进被破坏肺组织修复，因此病人适当增加一些蛋白质是需要的。鱼肉是蛋白质重要来源之一，但不是唯一的，豆类含蛋白质远远高于鱼、肉之类。农村肺结核病人以豆类当作主要营养品，也能达到理想的营养治疗效果。

～ 肺结核病人可以吸烟吗 ～

烟雾进入肺内后，能直接引起肺部损伤，烟雾能抑制肺脏防御功能，并能导致呼吸道感染。烟雾能抑制肺泡的杀菌能力，抑制吞噬细胞的蛋白合成，并影响巨噬细胞的作用。结核杆菌在体内可被巨噬细胞吞噬掉，这是正常的免疫功能，烟雾可使这些功能降低，影响肺结核的治愈。吸烟的肺结核病人用药后也较不吸烟的病人好得慢。

烟雾内含有许多有毒物质，如尼古丁、一氧化碳、一氧化氮、苯并芘，这些物质对人体均有害，可引起很多疾病。尤其苯并芘为致癌的重要物质。得了结核病，肺脏的功能就差些，吸烟导致肺脏功能更差，易并发气管炎、肺气肿、肺癌。吸烟使结核病症状加重，难以康复。

吸烟有害于健康，肺结核病人严禁吸烟。

～ 肺结核病人可以饮酒吗 ～

饮酒也是结核病化疗的大敌。因抗结核药物大部分经肝脏代谢,并且对肝脏有不同程度的损害,肝功能不好会影响药物在肝内的代谢而导致蓄积中毒。有的病人出现单项转氨酶升高,严重的出现黄疸甚至肝功能衰竭而致死。酒对肝脏来说是一种毒品。有报道,大量饮酒,可突然发生急性肝功能衰竭。抗结核化疗过程中饮酒更会加重肝脏的负担,使得肝脏的解毒和代谢能力降低,容易出现肝功能损害和药物的不良反应。长期饮酒也会导致机体营养不良和免疫力低下,这是结核病的易感因素之一。酒还能扩张血管,有引起肺结核病人咯血的可能。因此,结核病病人应忌酒,尤其是化疗期间的结核病病人应绝对禁酒。

食疗对肺结核病
会起哪些作用

结核病为慢性消耗性疾病,结核病人往往体质瘦弱,这不禁使人们首先想到对他们增加营养和调节饮食进行治疗。当前,虽然结核病的化疗已广泛开展,杀死结核杆菌的药物有很多,治疗效果也很理想,但也不能忽视食疗的作用。利用食疗有辅助增强疗效的作用。

根据祖国医学理论结合现代医学观点,认为食疗是人体自我调理最基本的措施。

① 热量的供给:长期的发热、盗汗等增加热能消耗,热能供给超过正常人,每天供给热能 167.36~209.20 千焦/千克体重。

② 蛋白质的供给:修复需要大量的蛋白质。提供足够蛋白质,有助于体内免疫球蛋白的形成和纠正贫血症状。蛋白质供给量为 1.5~2.5 克/千克体重,其中优质蛋白质占总量的 1/3~2/3,如肉类、奶类、蛋类、禽类、豆制品等。

应注意选择含酪蛋白高的食物,因酪蛋白有促进结核病灶钙化的作用。牛奶和奶制品至今仍然被认为是结核病人最好的食物,因牛奶中含有丰富的酪蛋白和较多的钙,这两种营养素都有利于结核病灶的钙化。

③ 补充含钙丰富的食物:结核病痊愈过程中出现的"钙化"需要大量钙质,应供给结核病人高钙食品。

④ 供给丰富维生素:维生素 C 可以帮助机体恢复健康,维生素 B_1、维生素 B_6 能减少抗结核药物的不良反应,维生素 A 可增强上皮细胞的抵抗力,维生素 D 可帮助钙的吸收。新鲜的蔬菜、水果、鱼虾、动物内脏和蛋类含有丰富的维生素。

⑤ 注意饮食调配:结核病病人不需要忌口,提倡食物多样,荤素搭配,做到色、香、味俱全、营养全面,但要避免辛辣等刺激性调味品,发热或肠结核病人可食细软、易消化的半流质。

食疗有哪些方法

① 大生梨一个,切去盖,挖去核,加入川贝母 3 克,加梨盖,放碗内隔水蒸 1~2 小时,喝汤吃梨,每日 1 个。疗治:肺结核咳嗽。

② 枇杷叶 15 克,水煎服。疗治:肺结核咳嗽。

③ 茄子 30~60 克,煮后去渣,加蜂蜜适量,一日 2 次分服。疗治:肺结核咳嗽。

④ 香蕉 1~2 只,冰糖炖服,每日 1~2 次,连服数日。疗治:肺结核咳嗽。

⑤ 柚子 1 只取皮,削去内层白髓,切碎,置于有盖的碗中,加适量蜂蜜,隔水蒸至烂熟,每日早晚各 1 匙,冲入少许黄酒内服。疗治:肺结核咳嗽。

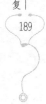

⑥ 苦杏仁每日9克,水煎服。疗治:肺结核咳嗽。

⑦ 芝麻梗30克,橘皮30克水煎,一日2次分服。疗治:肺结核咳嗽。

⑧ 萝卜洗净带皮,切成薄片,放于碗中,上面放麦芽糖2~3匙,搁置一夜,即有溶成的萝卜糖水,频频饮服。疗治:肺结核咳嗽。

⑨ 甘蔗汁、萝卜汁各半杯,野百合60克,野百合煮烂后和入两汁,临睡服食,每日1次。疗治:肺结核咳嗽。

⑩ 猪肺切片,麻油炒熟,同米煮粥食;或猪肺洗净后,放入杏仁10克,炖熟食之。疗治:肺结核咳嗽。

⑪ 鸡蛋1个,搅散。另白糖、水煮沸,冲入鸡蛋,再加生姜汁少许,早晚各服一次。疗治:肺结核咳嗽。

⑫ 绿茶10~15克,鸡蛋2个,加一大碗水同煮,蛋熟后去壳再煮,至水快干时食蛋。疗治:肺结核咳嗽。

⑬ 蜂蜜30克,加水300毫升,煮沸后打入鸡蛋1个,早晚空腹服用。疗治:肺结核咳嗽。

⑭ 将葡萄、冰糖各500克,放入容器内,倒入白酒500克,封好,1个月后打开盖,将葡萄榨成汁,去掉皮及核,搅拌均匀即可食用。疗治:肺结核咳嗽。

⑮ 羊肉250克、生姜9克、小麦60克。炖粥食。疗治:肺结核咳嗽。

⑯ 乌骨母鸡1只,重约1 000克,洗净、切块,用醋2 000毫升煮熟,分4顿热吃。疗治:肺结核咳嗽。

⑰ 鹌鹑1个,洗净,加红糖、黄酒适量,煮熟食肉喝汤。疗治:肺结核咳嗽。

⑱ 鲜百合捣汁,煮水服。疗治:肺病咯血。

⑲ 蚕豆花9克,水煎去渣,加入冰糖适量,日服2~3次。疗治:肺病咯血。

㉑ 鲜金针菜或全草15克,茅根9克,水煎服。疗治:肺病咯血。

㉑ 空心菜连根和白萝卜共同捣烂成汁,以蜂蜜调服。疗治:肺热咳血。

㉒ 将柿饼蒸熟,切开掺入青黛3克,薄荷汤送下,每日1个,卧前服用。疗治:肺结核咯血。

㉓ 荠菜花、侧柏叶、藕节各12克,水煎服。疗治:肺病咯血。

㉔ 西瓜子壳30克,水煎去渣,加冰糖适量,一日2次分服。疗治:肺病咯血。

㉕ 乌龟煮取肉,和葱、椒、酱油煮食。疗治:虚劳失血咯血。

㉖ 藕节5个,白菜根30克,水煎后再加韭菜少许,一次服下。疗治:肺结核咯血。

㉗ 冬虫夏草与荤、素食炖服,或与川贝、麦冬、沙参、阿胶共炖服。疗治:肺病咯血。

㉘ 燕窝、白及各12克,文火炖烂,去渣加冰糖适量,再炖至溶,早晚各服1次。疗治:肺病咯血。

㉙ 乌贼骨10克,白及10克,藕节15克,水煎去渣,加蜂蜜调服,一日3次分服。疗治:肺热咯血。

㉚ 豆浆一碗,鸡蛋1个,白糖适量,清晨早起将豆浆煮沸,磕入鸡蛋,加白糖食之。疗治:肺病咯血。

㉛ 南瓜藤100克煎浓汁,加白糖,一日2次。疗治:各型肺结核。

㉜ 蛤蜊肉同韭菜煮食;或蛤蜊肉、百合、玉竹、淮山药共煮汤服。疗治:各型肺结核。

㉝ 鸡蛋1个,调入白及粉2克,晨起开水冲服,连用数次。疗治:各型肺结核。

㉞ 乌贼 9 克,白及 9 克,藕节 18 克,水煎去渣,加蜂蜜调服,一日 3 次分服。疗治:各型肺结核。

㉟ 鸡蛋壳 5~6 个研细,再加入熟鸡蛋黄 5~6 个,搅和后在瓦片上焙干,直至有蛋黄油渗出,每日服 3~5 滴。疗治:各型肺结核。

㊱ 醋浸大蒜一周,每日 3 次,每次服 3 瓣。疗治:各型肺结核。

㊲ 鱼腥草 30 克,甘草 6 克,车前草 30 克,水煎服。疗治:各型肺结核。

㊳ 白果仁 9~10 克,炒后去壳,加水煮熟后加砂糖或蜂蜜,连汤食之。疗治:各型肺结核。

㊴ 白木耳用水泡开,加冰糖适量,隔水蒸 1 小时,早晨空腹食。疗治:各型肺结核。

㊵ 蝗虫粉,每次服 6 克,一日 2~3 次,饭后服。疗治:各型肺结核。

㊶ 猪干切片晒干研粉,与白及粉调匀,每次服 6 克,一日 3 次,开水送服。疗治:各型肺结核。

㊷ 白木耳 6 克,百合、北沙参各 8 克,冰糖适量,水煎或放碗内隔水蒸服。疗治:各型肺结核。

㊸ 鹌鹑蛋 1 个,白及 2 克(研末),同搅匀,每日清晨开水冲服。疗治:各型肺结核。

肺结核病人在家中
应怎样疗养

肺结核病是慢性疾病,结核病人经住院强化治疗后病情好转,一般均出院在家进行治疗和休养。结核病人家庭治疗的卧室,同医院的病房一样,必须清洁、整齐、安静、舒适、温暖。卧室朝阳,室内通风良好,温度适宜,陈设应力求简单、明快、易于打扫,灯光柔和,不要过于强烈刺眼。

在家庭疗养过程中,一定要按照医生制定的化疗方案按时治疗,不能间断,并按医生指定的时间定期复查。一些病人出院后很容易放弃治疗或间断治疗,这对结核病的治愈是非常有害的,容易造成复发和结核杆菌的耐药。应将服药时间固定下来,每日晨起服药,认真做好记录,如因故漏服一次,可于 24 小时内补服。

生活起居要有规律,根据自身情况安排作息时间,起床、午休、吃饭和晚上睡觉时间都应相对固定。轻症病人,可作一些力所能及的劳动,但不可过度。此外,娱乐、看电视也应注意适度,特别是年轻人。饮食方面,主副搭配,可进富有热量、脂肪、蛋白质、无机盐的饮食,多吃一些新鲜蔬菜和水果。

外出或到一些公共场所时,要讲究文明与卫生,不要大声咳嗽,也不要随地吐痰。此外,最好不要到人多拥挤的地方。

肺结核病人应怎样注意
自己的生活起居

我国有句俗话,叫作有病"三分治,七分养",在医学不断发展的今天,对于肺结核这种慢性病来说,这句话仍然是适用的。

肺结核病人保证良好的休息和充足的睡眠,是疾病恢复的基础疗法之一。病人应养成良好的生活习惯,每日保证 8 小时睡眠。尤其对于有病变进展、发热、咯血、胸水较多的病人,更应遵照医生的要求多卧床休息。休息包括体力和脑力两方面。有的病人精神紧张,情绪悲观,即使卧床,精神上也未得到休息;还有一些病人,满不在乎,到处游逛,甚至深夜不寝,这一切都会导致疾病恶化。

良好的休息绝不等于长期卧床静养,应根据病情轻重,采取动静结合的积极休息方法,对恢复健康可收到良好的效果。适当的锻炼可以改善病人的心肺功能和新陈代谢,提高对疾病的抵抗能力,调节病人神经系统功能,进而改善食欲和睡眠。病人可在医生的指导下安排散步、气功、太极拳、慢跑、轻微的体力劳动等活动,锻炼时要量力而行,适可而止。

肺结核病人要养成良好的卫生习惯,经常洗澡,保持皮肤卫生,但水不能过热,每次时间不宜过长,以免造成体力消耗过大或咯血;对于发热、咯血或一般情况较差的病人,可用盐水擦身。衣服和被褥要经常晾晒,房间要常通风。新鲜空气有利于痰的咳出,改善肺内气体的吸收,减少支气管分泌,尚可调节神经系统的功能而利于病人的睡眠。因此,要经常到外面散步,呼吸新鲜空气。

晒太阳可以治疗一些疾病,对结核病尤其是肺外结核有所裨益。但对于活动性肺结核病人来说,要有一定的限制。在阳光下暴晒会引起咯血、发热或病情进展。肺结核病人最好在较弱的阳光下或接受间接的阳光照射,时间也不宜过长。

结核病人需要怎样的休息

休息是治疗肺结核的方法之一。在抗结核药物问世以前,不少肺结核病人是在得到充分的休息而使结核病治愈的。休息可以减少体力消耗,血液循环变慢,呼吸和缓,减少肺脏的活动,有利于延长药物在病变部位存留的时间,以利于病灶组织的修复,促使疾病的治愈。休息包括体力休息和精神休息,两者缺一不可。任何一种不能很好地休息,都可延误疾病的痊愈。休息的程度要依病情而定,当疾病处于急性进展阶段,结核中毒症状明显,甚至合并咯血等,此时应绝对卧床休息至病情好转;病情轻、症状少的病人,也应注意休息,每天不得少于 10 小时睡眠,生活要有规律,否则易引起病情复发。有的病人精神负担重,得了结核病思想压力很大,睡不着觉,吃不下饭,使精神得不到休息。这种压力是不必要的。只要规律用药,按期复查,绝大部分病人是能够康复的。具体到每个病人需要什么样的休息,要因人而异,依病情而定。另一点是精神休息,放下对疾病、对工作、对生活的各种精神负担,用乐观的心态去对待自己的疾病。只要治疗合理,休息得当,结核病是能够治好的。

肺结核病人为什么要避免便秘

对于有咯血症状的肺结核病人,经过治疗后,咯血虽然停止,但特别要注意保持大便通畅,避免便秘,以免因便秘而过分用力排便,使胸、腹腔压力骤然升高,血管壁破裂,从而引起病人大量咯血。否则有可能因大量咯血导致病人窒息,从而给病人造成危险,危及生命。对肺结核病人,特别是经常出现咯血症状的病人,要注意保持大便通畅,并避免过度疲劳和过重的体力劳动,以免发生危险。

肺结核病人可做哪些活动

适当的运动可以使体内新陈代谢能力大大加强,改善血液和淋巴循环,促进炎性渗出性病灶的吸收,有利于增强机体的免疫和呼吸功能,增强抗结核药物的治疗效果。"生命在于运动"这句话也同样适合于肺结核病人。

肺结核病人的活动要根据具体病情来考虑。肺结核病疗程较长,病情复杂,在不同的阶段对休息和活动有不同的要求,不能千篇一律,应在医务人员指导下进行活动。总的原则是,活动以不引起疲劳为度。当出现发热、咳嗽、吐痰、咯血等症状时,应暂停活动,卧床休息。

急性活动性肺结核病人应卧床休息,阅读书报、看电视也不宜过多。经治疗症状减轻后,可适当起床活动。待症状消失,病情明显好转,可逐渐增加活动量,从室内活动、散步开始,逐渐可练气功、太极拳、短距离散步,循序渐进,千万不能操之过急。每日必须保证 8~10 小时睡眠和 1~2 小时午休。

室外活动要注意气候变化、环境因素和自己的健康状况。冬季要注意保暖,出门戴口罩,遇有大风或气候潮湿时不要外出。在室内开窗通风后,可做一些力所能及的活动,如整理床铺和室内卫生,这样对体力的恢复有利。对于较剧烈的活动,如打篮球、拔河、踢足球、跳高、重体力活等均应避免。

肺结核病人可以过性生活吗

性功能是人体正常生理功能之一,是夫妻生活不可缺少的内容,夫妻双方有健康和谐的性生活可以为家庭增添乐趣,使家庭牢固稳定,更可以使夫妻共享幸福。结核病人如何过好性生活是许多病人包括其配偶所共同关心的事。不少已婚病人出院时常常向医生提出"出院后能否过性生活"或十分婉转地提出"生活中要注意哪些问题"等类似问题。有些病人碍于脸面难于启齿，要么长期不过夫妻生活，要么在性生活过程中注意力不集中，害怕性生活会对结核病产生各种不良影响，以致造成长期的心理障碍，导致夫妻感情出现危机。

结核病人究竟能否过性生活呢？由于结核病是慢性、消耗性、传染性疾病，每次性生活时病人体力和精力的损耗很大，加重其身心负担，不利于疾病的康复。结核病的传染期尤其重症肺结核病人应暂停性生活。待病情好转后可适当恢复性生活，但也应自觉控制性生活的频度，如青年人每周不超过 1~2 次，中年人每月不超过 2~3 次，老年人每月不超过 1 次。当然，频度不是绝对的，其原则可看同床后第二天有无疲乏感作为指标，如果性生活次日感到倦怠、腰酸乏力、食欲不振，可认为是性生活过度，应自觉校正，延长间距，或暂停性生活。有些结核病如脊椎结核的病人，在性生活中还需注意体位姿势，必要时需更换为特殊体位或采用其他方式进行性生活。总之，性生活的次数和时间应以不加重病情和病人不感到疲劳为限度。因此，如果夫妇一方患有结核病，其性生活应该有所限制，其配偶应对此有所认识，双方应共同达成谅解。只有在结核病痊愈或基本痊愈时才能如正常人一样过性生活。

肺结核病人能结婚吗

肺结核病人在患病期间是不应该结婚的。如果已有恋爱对象或已准备结婚的，应当把病情向对方讲清楚，要集中精力治病，待肺结核治愈后再结婚。婚后生活方式的改变，家务劳累，妨碍养病；如果病人痰中带菌，也可能传染对方。

有个别病人明知自己病重,出于种种原因隐瞒病情而结婚,或为真挚感情支配,采取"以身殉情"或为"冲喜"而结婚,这些都是不可取的,这样做损人而不利己,同时也是不道德的。一般来说,肺结核病人通过全程的抗结核治疗,经过结核病专科医生的检查,确定肺部病灶稳定,或已获临床治愈,就可以结婚。

肺结核病人能怀孕生育吗

一般认为妊娠、生孩子,都不影响化疗的效果。但妊娠期妇女新陈代谢、内分泌功能、血液循环、呼吸功能及免疫功能都会发生一定的变化,从而加重了机体的负担,所以说肺结核病人妊娠是一个特殊的问题。据统计,重症肺结核产后恶化率占52%。妊娠对结核病来说,既有有利的一面,也有许多不利的影响。妊娠后,随着月份的增加,子宫逐渐增加,巨大的子宫压迫肺脏,可压迫肺部病变,从而起到人工气腹的作用,对结核病变的吸收与消散是有利的。而另一方面,也会使整个肺容量减少,呼吸变得浅而快,影响肺脏的通气和换气功能,对结核病的恢复产生不利的影响。此外,妊娠早期会出现不同程度的妊娠反应,使营养摄入减少,从而减弱了孕妇抵抗力。妊振后期易出现妊娠中毒症、出血等,也可使病情恶化。分娩后,机体抵抗力明显减退,肺结核变容易恶化。也有不少病人妊娠期间未复查,自行中断抗结核药物治疗,致使产后病灶恶化,或产后发生急性血行播散性结核病和结核性脑膜炎。因此,患有肺结核的病人在未治愈之前是不适宜生育的。结核病人在完成抗结核治疗疗程后,再经过半年至一年以上的观察,病情没有变化者,经结核病专科医生同意后可以怀孕。

肺结核病人何时
可恢复劳动或工作

一些轻症肺结核病人在专科医生的指导下可以边治疗,边参加一些力所能及的劳动与工作。较重的活动性肺结核病人,一般经过3~6个月积极治疗后,当症状消失、痰菌阴转、空洞关闭、病灶吸收好转时可以逐渐恢复工作,开始时可做较轻的劳动或工作;如病情继续好转,乏力、疲劳感消失,可正常工作。若病人在治疗过程中痰菌持续阳性、病情无改善,不能恢复工作。对从事饮食、服务、教育等特殊行业的结核病人来说,他们的工作对象是众多的健康人和儿童,对于这部分病人恢复工作,应从严要求。

肺结核病人何时能
恢复上学和学习

需视病人的具体情况而定,但首先必须在痰菌阴转、病情好转后;其次要身体状况良好,能够胜任学习。对于患肺结核的学生,如果病情比较轻,只要不排菌,避免过度劳累,规则服药,可以不用休学。对于病情严重、排菌或有严重并发症的学生应休学在家治疗或住院治疗。必须等到病人的病情好转,不排菌后才允许复学。但前提是必须积极配合、坚持正规的抗结核治疗。

挂号费丛书·升级版
总 书 目

1. 专家诊治糖尿病并发症　（内　科）	19. 专家诊治胆囊炎与胆石症　（消化科）
2. 专家诊治痛风　（内　科）	20. 专家诊治胰腺疾病　（消化科）
3. 专家诊治血脂异常　（内　科）	21. 专家诊治肥胖症　（内分泌科）
4. 专家诊治过敏性疾病　（内　科）	22. 专家诊治甲状腺疾病　（内分泌科）
5. 专家诊治失眠症　（内　科）	23. 专家诊治甲状腺功能亢进症（内分泌科）
6. 专家指导高血压治疗用药　（内　科）	24. 专家诊治糖尿病　（内分泌科）
7. 专家诊治冠心病　（心内科）	25. 专家诊治更年期综合征　（内分泌科）
8. 专家诊治高血压病　（心内科）	26. 专家诊治支气管炎　（呼吸科）
9. 专家诊治心肌梗死　（心内科）	27. 专家诊治支气管哮喘　（呼吸科）
10. 专家诊治心律失常　（心内科）	28. 专家诊治肺炎　（呼吸科）
11. 专家诊治心脏疾病　（心胸外科）	29. 专家诊治肺病　（呼吸科）
12. 专家诊治血管疾病　（心胸外科）	30. 专家诊治肺结核病　（呼吸科）
13. 专家诊治消化性溃疡　（消化科）	31. 专家诊治打呼噜与睡眠呼吸障碍（呼吸科）
14. 专家诊治慢性胃炎　（消化科）	32. 专家诊治中风　（神经科）
15. 专家诊治胃病　（消化科）	33. 专家诊治老年期痴呆　（神经科）
16. 专家诊治肠道疾病　（消化科）	34. 专家诊治癫痫　（神经科）
17. 专家诊治脂肪肝　（消化科）	35. 专家诊治帕金森病　（神经科）
18. 专家诊治肝病　（消化科）	36. 专家诊治头痛　（神经科）

37. 专家诊治眩晕症 （神经科）
38. 专家诊治肾脏疾病 （肾内科）
39. 专家诊治肾衰竭尿毒症 （肾内科）
40. 专家诊治贫血 （血液科）
41. 专家诊治类风湿关节炎 （风湿科）
42. 专家诊治乙型肝炎 （传染科）
43. 专家诊治下肢血管病 （外　科）
44. 专家诊治痔疮 （外　科）
45. 专家诊治尿石症 （泌尿外科）
46. 专家诊治前列腺疾病 （泌尿外科）
47. 专家诊治乳腺疾病 （乳腺外科）
48. 专家诊治骨质疏松症 （骨　科）
49. 专家诊治颈肩腰腿痛 （骨　科）
50. 专家诊治颈椎病 （骨　科）
51. 专家诊治腰椎间盘突出症 （骨　科）
52. 专家诊治肩周炎 （骨　科）
53. 专家诊治子宫肌瘤 （妇　科）

54. 专家诊治子宫疾病 （妇　科）
55. 专家诊治妇科肿瘤 （妇　科）
56. 专家诊治女性生殖道炎症 （妇　科）
57. 专家诊治月经失调 （妇　科）
58. 专家诊治男科疾病 （男　科）
59. 专家诊治中耳炎 （耳鼻喉科）
60. 专家诊治耳鸣耳聋 （耳鼻喉科）
61. 专家诊治白内障 （眼　科）
62. 专家诊治青光眼 （眼　科）
63. 专家诊治口腔疾病 （口腔科）
64. 专家诊治皮肤病 （皮肤科）
65. 专家诊治皮肤癣与牛皮癣 （皮肤科）
66. 专家诊治"青春痘" （皮肤科）
67. 专家诊治性病 （皮肤科）
68. 专家诊治抑郁症 （心理科）
69. 专家解读化验报告 （检验科）
70. 专家指导合理用药 （药剂科）